Kay Peter Jankrift
Die großen Ärzte im Porträt

Kay Peter Jankrift

Die großen Ärzte im Porträt

marix**verlag**

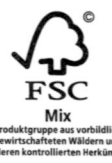

FSC
Mix
Produktgruppe aus vorbildlich
bewirtschafteten Wäldern und
anderen kontrollierten Herkünften

Zert.-Nr. SGS-COC-1940
www.fsc.org
© 1996 Forest Stewardship Council

Copyright © by Marix Verlag GmbH, Wiesbaden 2007
Covergestaltung: Thomas Jarzina, Köln
Bildnachweis: akg-images GmbH, Berlin
Satz und Bearbeitung: C&H Typo-Grafik, Miesbach
Korrekturen: Christel Schmitt-Jacobs, Königstein
Gesamtherstellung: GGP Media GmbH, Pößneck
Printed in Germany

ISBN 978-3-86539-920-5

www.marixwissen.de
www.marixverlag.de

Inhalt

Inhalt

Die Natur ist der größte Arzt.

(RHAZES, 865-925)

Ich darf mich keinem Menschen,
der glaubt, dass ich ihm helfen kann,
und sei es auch nur mit einem Autogramm,
versagen.
Vielleicht empfängt er davon einmal
in einer dunklen Stunde Ermutigung.

(ALBERT SCHWEITZER, 1960)

EINFÜHRUNG

Die Sorge um Gesundheit ist so alt wie die Menschheit selbst. Jede Generation bringt ihre eigenen Heilkundigen hervor, die sich nach den Kenntnissen ihrer Zeit darum bemühen, Krankheiten zu behandeln und Schmerzen zu lindern. Dabei hat die Medizin im Laufe der Jahrhunderte große Fortschritte gemacht. Viele Infektionskrankheiten, an denen unsere Vorfahren unweigerlich starben, haben ihre Schrecken dank vorbeugender Impfungen und Antibiotika heute verloren. Doch der Kampf der Medizin geht unaufhörlich weiter. Neue Krankheiten wie AIDS oder Ebola stellen die Mediziner vor neue Herausforderungen. Noch immer sterben jährlich Tausende an den Folgen von Krebsleiden, ohne dass die medizinischen Kenntnisse der Gegenwart ausgereicht hätten, dem Tod einen mehr oder weniger langen Aufschub abzutrotzen. Dies sollte man stets bedenken, bevor man nur allzu schnell die Heilkunde früherer Epochen als »rückständig« bewertet. Denn wie auch heute noch haben Mediziner auf der Basis jeweils zeitspezifischer Lehren und Kenntnisse gewirkt. Wie werden die Menschen des 23. Jahrhunderts über unsere Medizin denken?

Dass sich die Medizin weiterentwickelt hat, verdankt sie wie jede Disziplin jenen besonderen Vertreterinnen und Vertretern des Faches, die die Grenzen des Bekannten mit ihren Ideen erfolgreich zu erweitern versuchten. Dabei stießen sie auf manche Widerstände. So wie jener Andreas Vesalius (1514–1564), der die spätantiken Lehren des Galen von Pergamon (129–199/202/216), die über mehr als ein Jahrtausend unangefochten die Grundlagen der Medizin bildeten, im wahrsten Sinne des Wortes auf den Seziertisch zerrte. Beide werden uns im Laufe dieses Buches noch begegnen. Oder die ersten Vertreter der Mikrobiologie in der zweiten Hälfte des 19. Jahrhunderts, die ihre Erkenntnis, nur unter dem Mikroskop sichtbare Kleinstlebewesen lösten Infektionskrankheiten wie etwa Typhus oder Cholera aus, anfangs gegen so bedeutende Autoritäten wie Rudolf Virchow (1821–1902) verteidigen mussten. Noch 1848 hatte Virchow bei der Untersuchung einer »Typhus«-Epidemie in Oberschlesien die Ansicht vertreten, dass die Krankheit offenbar nicht ansteckend sei. Er hat seinen Platz in diesem Werk wie auch die Begründer der modernen Bakteriologie und Mikrobiologie, Robert Koch (1843–1910) und Louis Pasteur (1822–1895).

Dabei war Pasteur Chemiker und kein Arzt. Doch hat er die Entwicklung der modernen Medizin durch seine Entdeckungen in so herausragender Weise geprägt und erscheint in seinem Wirken so mit dem Robert Kochs verbunden, dass seine Präsenz hier mehr als gerechtfertigt erscheint. Die Person Pasteurs führt zugleich zu der berechtigten Frage nach den Auswahlkriterien für das vorliegende Werk. Es vermag keine Vollständigkeit zu bieten und kommt deshalb nicht ohne schmerzliche Einschnitte aus. Bei der Frage nach den »berühmtesten« Ärzten kommt man zunächst an jenen Personen nicht vorbei, deren Namen auch außerhalb von medizinhistorischen Fachkreisen weithin bekannt sind, so wie der legendäre Hippokrates von Kos (ca. 460–ca. 375 v. Chr.), Paracelsus (1499–1541), Robert Koch, Paul Ehrlich (1854–1915) oder Emil von Behring (1845–1917). Sie erscheinen auf Straßenschildern, zierten D-Markscheine, finden sich als Namen von Krankenhäusern und Forschungseinrichtungen oder spielen die Hauptrolle in Filmen. Dann folgen all jene Mediziner zumeist früherer Epochen, die heutigen Zeitgenossen weitgehend unbekannt sind, doch in ihrer eigenen Lebenswelt als Koryphäen galten. Stellvertretend hierfür steht etwa der im niederländischen Leiden wirkende Hermann Boerhaave (1668–1738), der zu den größten Ärzten des 18. Jahrhunderts zählt. Die weitere Auswahl wurde geleitet von der Absicht, Entwicklungsstränge der Medizin von der Antike bis in die jüngere Zeit hinein aufzuzeigen und jede Epoche durch repräsentative Vertreter aus möglichst unterschiedlichen geographischen Räumen darzustellen. Christliche, jüdische und muslimische Ärzte finden sich in dem Band nebeneinander wieder. Dass die männlichen Vertreter der Medizin dabei unverkennbar in der Überzahl sind, liegt allein in der Geschichte begründet.

Ist für Frauen ein Medizinstudium heutzutage etwas Selbstverständliches geworden, so wurde ihnen der Zugang zu medizinischer Bildung wie den Universitäten jahrhundertelang weitgehend vorenthalten. In England beispielsweise wurden Frauen zwar im Jahre 1878 zum Medizinstudium an der Universität London zugelassen, doch blieb ihnen ein Studium an den führenden Bildungsinstitutionen wie Oxford oder Cambridge auch weiterhin verwehrt. In Frankreich war der Besuch einer Privatschule Voraussetzung für die Aufnahme eines Studiums, so dass der Frauenanteil unter den Studierenden selbst nach ihrer allgemeinen Zulassung im Jahre 1863 gering blieb. In Deutschland mahlten die Mühlen noch langsamer. Noch 1893 sperrte sich der Reichstag gegen eine Zulassung von Frauen zum Studium, die in einer Petition mit 60.000 Unterschriften gefordert worden war. Heidelberg und Freiburg waren im Jahre 1900 die ersten deutschen Universitäten, die Studentinnen ihre Tore öffneten. Berlin folgte erst 1908. Unter solchen Umständen gelang es zuvor nur Einzelnen, die hohen Hürden in der viel stärker als heute durch Männer dominierten Lebenswelt zu überwinden und ärztliche oder wundärztliche Tätigkeit auszuüben. So wie Dorothea Christiane Erxleben (1715–1762), die im Jahre 1754 als erste Frau in den deutschsprachigen Ländern in Medizin promovierte. Bis in das frühe 20. Jahrhundert hinein sind es aber kaum mehr als die Namen heilkundlich tätiger Frauen, die mitunter in zeitgenössischen Quellen auftauchen. Die überlieferten Informationen reichen in den allermeisten Fällen nicht einmal zu einer fragmentarischen Rekonstruktion ihrer Lebenswege aus. In anderen Fällen macht es die Überlieferung schwierig, Fiktives und Reales zu trennen. Etwa in dem der sogenannten Trotula, Trota oder Trocta. Sie soll am Ende des 11. oder am Beginn des 12. Jahrhunderts an der berühmten Medizinschule im süditalienischen Salerno gewirkt haben. Manchen medizin-historischen Deutungen zufolge ist sie aber lediglich die fikti-ve Verfasserin eines gemeinhin mit diesem Namen in Verbin-dung gebrachten gynäkologischen Werkes. Auf gesichertem Boden bewegen wir uns für die mittelalterlichen Jahrhunderte hingegen mit Hildegard von Bingen (1098–1179), die somit ge-wissermaßen stellvertretend für all die heilkundigen Frauen der Vormoderne steht, deren Spuren sich in den Nebeln der Geschichte verloren haben.

Schließlich ging es bei der Wahl noch darum, ein möglichst breites Spektrum ärztlichen Wirkens mitsamt seinen jeweils zugehörigen »Ärztetypen« aufzuzeigen. Auf der einen Seite finden sich jene Berühmtheiten, die durch unermüdliche For-schung im Labor und den Unterricht ihrer Studenten ihren Teil an der Weiterentwicklung der Medizin geleistet haben. Auf der anderen Seite jene nicht weniger berühmten Vertreter, die ihr erworbenes Wissen schier unermüdlich in der alltäg-lichen Praxis zum Wohle der ihnen anvertrauten Patienten an-gewandt haben. Für sie steht gleichsam beispielhaft der Name Albert Schweitzer (1875–1965), dessen Porträtfoto den Titel des vorliegenden Buches schmückt. Einen bedeutenden Teil seines langen Lebens verbrachte Schweitzer im Dienste für die Kranken seines Spitals in Lambarene im afrikanischen Gabun. Keine freie Stunde habe er und keinen Sonntag. Aber das ver-stehe keiner, äußerte sich der hochbetagte Urwaldarzt 1964 in einem »Rundbrief für den Freundeskreis Albert Schweitzers« in Deutschland. Im folgenden Jahr starb er 90-jährig in Lam-barene.

Da in diesem Buch die »berühmtesten« Ärzte im Mittelpunkt stehen und die Patienten mit ihrer Sicht der Dinge angesichts dessen in der Darstellung in den Hintergrund treten, scheinen ein paar grundsätzliche Bemerkungen zur Entwicklung der Beziehung zwischen Heilkundigen und Kranken unerlässlich. Über die Jahrhunderte hinweg waren das Bild des Mediziners und die Stellung des Patienten grundlegenden Wandlungspro-zessen unterworfen. Zwischen dem Heilkundigen des frühen Mittelalters und dem vielfach als »Halbgott in Weiß« bewun-derten Arzt liegen Welten. Gemäß den Vorschriften der *Lex Visigothorum*, der westgotischen Rechtsvorschriften aus dem späten 7. Jahrhundert, erhielten Heilkundige bei fehlgeschlagenen Behandlungen nicht nur keinen Lohn, war der Kranke durch ihr Wirken zusätzlich in seiner Gesundheit beeinträchtigt worden, mussten sie außerdem eine Strafzahlung leisten. Ihrer Heilkunst stand stets der Verdacht der Giftmischerei gegenüber. Mitunter büßten mittelalterliche Heilkundige ihre Behandlungsmisserfolge gar mit dem Leben wie etwa der Chronist Gregor von Tours († 593) berichtet. Überhaupt wirkte der Heilkundige nach zeitgenössischer Auffassung bis weit in die frühe Neuzeit hinein allein durch göttlichen Willen. Christus war der eigentliche Arzt. Noch im frühen 17. Jahrhundert heißt es in einer Schrift mit ärztlichen Empfehlungen zum Verhalten in Seuchenzeiten aus der Feder eines Stadtarztes im Nordwesten Deutschlands: »Medizin hilfet, wenn Gott es will. Wenn nicht, da ist des Todes viel!«. So entwickelte sich das gesellschaftliche Ansehen des Arztes erst allmählich im Zuge einer Ausrichtung der Medizin an den Methoden der aufstrebenden Naturwissenschaften. Damit wuchs zugleich die ärztliche Autorität gegenüber den Patienten, die eine andere Rolle einzunehmen begannen als in den Jahrhunderten zuvor.

Um Leben und Wirken der in diesem Buch porträtierten Vertreterinnen und Vertreter der Medizin besser verstehen zu können, sind den biographischen Abrissen stets Verweise auf berühmte Zeitgenossen und zeitgleiche Geschehnisse mit weiterführenden Erläuterungen beigegeben. Sie dienen den Leserinnen und Lesern zugleich als Orientierungshilfe für eine leichtere Einordnung der Persönlichkeiten in den übergeordneten historischen Gesamtrahmen, der sich in einem weiten Bogen vom Griechenland des 5. Jahrhunderts vor Christi Geburt bis in das Europa des 20. Jahrhunderts spannt.

Mein herzlicher Dank gebührt einmal mehr meiner Frau Isabelle, unserer Tochter Neele und unserem Sohn Raphael, ohne deren Verständnis und Zuspruch dieses Buch nicht hätte entstehen können.

Kay Peter Jankrift
Augsburg im März 2007

Stationen in der Geschichte der Medizin

Von Hippokrates bis Sir Alexander Fleming

Im antiken »Haus der Heilkunde«

Die Anfänge unserer modernen Medizin reichen zurück bis in die griechische Antike. Das zweifelsohne bekannteste Zeugnis für diese lange Traditionslinie ist der sogenannte »Eid des Hippokrates«, die früheste Verpflichtung der Ärzteschaft zu ethischem Handeln. Die Lehren der griechisch-römischen Heilkunde bildeten für mehr als ein Jahrtausend die theoretische Grundlage der Medizin. Sie basieren auf dem großen hippokratischen Corpus, jenen Werken, deren Autorschaft zu Recht oder Unrecht dem legendären Hippokrates von Kos (ca. 460–ca. 375 v. Chr.) zugeschrieben wird, der zum Inbegriff des idealen Arztes wurde. In Ableitung naturphilosophischer Konzeptionen von den vier Elementen Erde, Luft, Wasser und Feuer entwickelte Hippokrates eine rationale Theorie der Medizin. Ihren Kern bildete die sogenannte Viersäftelehre (Humoralpathologie). Dieser zufolge werden die Elemente zu den vier Körpersäften Blut, Schleim, gelbe Galle und schwarze Galle gekocht. Während es sich bei den ersteren dieser Säfte um bekannte Körperflüssigkeiten handelt, wird heute darüber gerätselt, was sich hinter der Bezeichnung »schwarze« Galle verbirgt. Sie lässt sich nach modernen medizinischen Definitionen mit keiner der im menschlichen Körper tatsächlich vorkommenden Flüssigkeiten in Verbindung bringen. Die vier Körpersäfte der hippokratischen Lehre repräsentieren zugleich jeweils Kombinationen der natürlichen Eigenschaften heiß, kalt, trocken und feucht.. So ist gemäß diesem Schema etwa das Blut heiß und feucht, die gelbe Galle heiß und trocken, die schwarze Galle kalt und trocken und der Schleim kalt und feucht.

Im 2. Jahrhundert nach Christus wurde die hippokratische Säftelehre durch den Arzt Galen von Pergamon (129–199/202/216) weiterentwickelt und verfeinert. Er fügte den Viererschemata von Elementen, Säften und Qualitäten weitere hinzu und setzte sie in einem System in Beziehung zueinander. Später wurden aus diesem hippokratisch-galenischen Denkmodell die vier Temperamente abgeleitet, die von der spezifischen Zusammensetzung der Körpersäfte bestimmt werden. Beim sogenannten Sanguiniker überwiegt das Blut (lat. sanguis), beim Phlegmatiker der Schleim (griech. phlégma), beim Choleriker die Galle (griech. cholós). Gesundheit und Krankheit wurden nach diesen Modellen gedeutet. Jede Krankheit wurde demgemäß durch ein Ungleichgewicht der Körpersäfte hervorgerufen. Standen die vier Säfte im Gleichgewicht, war der Mensch gesund. Die Deutung einer Erkrankung und ihre Behandlung leiteten sich aus diesem System ab. Durch sein Temperament war der Mensch in besonderer Weise für solche Krankheiten anfällig, die der vorherrschende Saft verursachte. Nach dieser Auffassung wurde etwa die Lepra durch ein Übermaß an schwarzer Galle verursacht. Die Natur der Krankheit galt als trocken und kalt wie der Körpersaft selbst. Leprakranke galten nach zeitgenössischer Sicht als übellaunig und hinterhältig. In dieser Zuschreibung begegnet uns der schwermütige Melancholiker. Er war durch seine seelische Konstitution mehr als andere gefährdet, an der Lepra zu erkranken.

Die Heilkunst wurde nach galenischem Denken allein durch eine Theorie der Medizin zur Wissenschaft. Alle anderen Wissenschaften, vor allem Logik, Ethik und Physik, galten als Diener der Medizin. Diese Prinzipien begründen das sogenannte »Haus der Heilkunde« mit seinen drei Pfeilern Physiologie, Pathologie und Therapie. Die Physiologie bezeichnet die Lehre und Wissenschaft von den natürlichen Lebensvorgängen (*res naturales*), insbesondere im Hinblick auf die Funktionen des Organismus. Ihr steht die Pathologie gegenüber, die Lehre von den krankhaften Veränderungen im Organismus (*res contra naturam*). Sie befasst sich – in der Gegenwart als ein medizinisches Teilgebiet – vor allem mit den Ursachen (Ätiologie), mit der Entstehung und Entwicklung von Krankheiten sowie mit deren Beschreibung (Nosologie). Die Theoriemodelle galenischer Physiologie und Pathologie blieben bis in das 17. Jahrhundert hinein nahezu unverändert gültig. Sie unterscheiden sich grundlegend von den Konzepten unserer heutigen Medizin. So war etwa der große Blutkreislauf noch nicht entdeckt worden. Nach der galenischen Vorstellung befand sich das

Blut in einem geschlossenen System von Wechselbewegungen, die den Gezeiten des Meeres ähnelten.

Die Therapie gliedert sich ihrerseits in die Diätetik, die Pharmazeutik und die Chirurgie. Obwohl nach Auffassung Galens nur eine einzige Wissenschaft vom menschlichen Körper existiert, hat diese zwei Bereiche – die Gesundheitspflege (Hygiene) und die Heilkunde (Medizin). Erste Aufgabe des Arztes ist es in diesem Ordnungsprinzip, den Körper gesund zu erhalten. Die Behandlung der Krankheiten ist dieser Gesunderhaltung nachgeordnet. Eine wesentliche Rolle spielt hierbei die Diätetik als die Lehre von der gesunden Lebensordnung und –führung. Es ist das Maßhalten, das nach galenischer Überzeugung Voraussetzung für die Gesundheitspflege (Hygiene) ist. Demnach bildet das rechtes Maß der sogenannten *sex res non naturales*, nämlich Licht und Luft (*aer*), Essen und Trinken (*cibus et potus*), Bewegung und Ruhe (*motus et quies*), Schlafen und Wachen (*somnus et vigilia*), Stoffwechsel (*excreta et secreta*) sowie Bewegungen des Gemüts (*affectus animi*) die Grundlage für eine gesunde Lebensführung. Kommt es zu Erkrankungen, weil sich der Lebenswandel nicht in der entsprechenden Form gestaltete, so beruht die Behandlung vor allem darauf, das Gleichgewicht der Säfte durch das vorgeschlagene Maßhalten wieder ins Lot zu bringen.

Griechisch-römische Heilkunde im 1. nachchristlichen Jahrhundert

Neben den Schriften des hippokratischen Corpus und des Galen bildeten die heilkundlichen Abschnitte der großangelegten Naturkunde des römischen Offiziers Caius Plinius Secundus († 79), besser bekannt unter dem Namen Plinius der Ältere, die umfangreiche Schrift über die Heilmittel des etwa zeitgleich wirkenden Militärarztes Pedanios Dioskurides (Mitte des 1. Jh.) sowie die *Medicina* des Celsus für Jahrhunderte einen wesentlichen theoretischen Baustein der Gesundheitspflege, Heil- und Arzneimittelkunde.

Die *Naturalis Historia*, das bedeutendste Werk des Plinus umfasst 37 Bücher, von denen mehr als die Hälfe der Beschreibung von Heilmitteln aus dem Pflanzen- und Tierreich sowie deren Wirkung gilt. Im Laufe des 4. Jahrhunderts entstand aus

einem überarbeiteten Auszug des großen Textcorpus die sogenannte *Medicina Plinii*. In ihren drei Büchern werden Krankheiten und deren Behandlungen vom Kopfschmerz über die
Gicht bis hin zu Fieber und Dermatosen beschrieben. Die *Medicina Plinii* erfreute sich einer weiten Verbreitung und scheint
im Rang eines ärztlichen Ratgebers für den Hausgebrauch gestanden zu haben, der zur Selbstmedikation genutzt wurde.
Das Werk blieb lange in Gebrauch, wobei es abermals im Laufe
der 6. Jahrhunderts einige Veränderungen durch Ergänzungen
aus anderen medizinischen Schriften erfuhr. Seitdem wurde es
auch unter dem Namen *Physica Plinii* – irrtümlich auch als *Plinius Valerianus* – bekannt.

Nicht weniger große Bedeutung erlangte das in seiner lateinischen Übersetzung *Materia medica* genannte Werk aus
der Feder des im kilikischen Anarzabbos geborenen Pedanios
Dioskurides. Es behandelt mehr als 1000 Arzneimittel pflanz-
lichen, tierischen und mineralischen Ursprungs. Von Galen
als richtungsweisende Grundlage anerkannt, fand die große
Arzneimittelkunde des Dioskurides über rund 1600 Jahre in
zahlreichen Übersetzungen, insbesondere ins Lateinische,
Arabische, Hebräische und Syrische, sowie in verschiedenen
Bearbeitungen und Paraphrasen Verbreitung. Erst die von
dem schwedischen Botaniker und Mediziner Karl von Linné
(1707–1778) aufgestellte botanische Nomenklatur verdrängte
die klassische Arzneimittellehre des Dioskurides.

Große Bedeutung für die weitere Entwicklung der Medizin
hatte auch das Werk unter dem Titel *De medicina* des Aulus
Cornelius Celsus. Es schlummerte während der mittelalterlichen Jahrhunderte in einem Dornröschenschlaf, um in der
Frührenaissance verstärkt aufgegriffen zu werden. Die *Medicina*, entstanden in der ersten Hälfte des 1. Jahrhunderts,
enthält in ihren acht Büchern einen Abriss der bisherigen Medizingeschichte. Vor allem aber behandelt sie ausführlich die
Prinzipien gesunder Lebensführung und Krankheitsvorbeu-
gung, innere Erkrankungen, Krankheitsbehandlungen und
die Chirurgie. Medizinhistorisch ist das Werk auch deswegen
bedeutsam, weil es sich bei ihm um die einzige vollständig er-
haltene Medizinalschrift für die Zeit zwischen der Redaktion
des hippokratischen Corpus und dem ersten nachchristlichen
Jahrhundert handelt.

Frühmittelalterliche Klöster. Bewahrung eines antiken Erbes in Stätten des Heils und der Heilung

Mit der Beseitigung des weströmischen Kaisertums 476 im Zuge der großen Völkerwanderung und der Errichtung germanischer Nachfolgerreiche auf den Trümmern des Imperium Romanum bricht mit Hinblick auf die Überlieferung die dunkelste Zeit für die Medizingeschichte an. Die frühmittelalterlichen Jahrhunderte sind in der medizinhistorischen Forschung bis heute die am wenigsten bekannte Epoche. Angesichts der weitreichenden Beherrschung des Griechischen unter den Gebildeten während der Blütezeit Roms war die Ausformung einer eigenständigen lateinischen Medizinalliteratur weitgehend unterblieben. Der überwältigende Teil der bis zum Ende des 5. Jahrhunderts überlieferten medizinischen Fachliteratur war in griechischer Sprache verfasst. Nach der Völkerwanderung war das Griechische aber weitgehend in Vergessenheit geraten. Eine herausragende Rolle für die Bewahrung des antiken Heilwissens kam somit jahrhundertelang den Klöstern zu. Dies hat nicht zuletzt dazu geführt, dass die Phase bis nach dem Jahre 1000 oft als »Zeitalter der Klostermedizin« oder »vorsalernitanische Periode« bezeichnet wird. Mit der Einrichtung der sogenannten Medizinschule von Salerno nahe Neapel im 11. Jahrhundert wurde schließlich ein Neuanfang in der Wissensvermittlung gesetzt, der an die verschütteten antiken Wurzeln anknüpfte. Die Medizin nahm im Hinblick auf das Modell der sieben freien Künste (septem artes liberales), in die sich die mittelalterliche Wissenschaft nach den Konzepten der Zeitgenossen unterteilte, eine besondere Stellung ein. Der um das Jahr 560 geborene Enzyklopädist und spätere Bischof Isidor von Sevilla wies der Medizin den Platz einer secunda philosophia zu, einer zweiten Philosophie. Ihre Kenntnis, so Isidor, setzte die aller anderen Wissenschaften bereits voraus.

Das frühmittelalterliche Abendland war geprägt von der Kultur der Klöster als geistiger Zentren. Wie auch die Kathedralschulen spielten die Klöster eine Hauptrolle beim Kopieren überlieferter Schriften und der Bewahrung des antike Erbes mittels Übersetzung. Dabei wurden die Texte interpretiert und mit christlichen Vorstellungen überformt. Neben dem Gleichgewicht der Säfte spielte göttliches Wirken eine zentrale Rolle für die Gesundheit. Der Aspekt von Krankheit als Sündenstrafe gewann an Bedeutung. Der Arzt vermochte ohne himmlischen Beistand keine Heilung herbeizuführen. Und Christus, der *Christus medicus,* wirkte als der höchste aller Ärzte. Richtungsweisend für die Bewahrung des antiken Heilwissens, seine Nutzbarmachung nach christlichen Wertvorstellungen und den Umgang mit den Kranken spielte dabei zunächst das 529 durch Benedikt von Nursia gegründete Kloster Montecassino. Benedikt erhob in seiner für die Mönchsgemeinschaft geschaffenen Regel, der *Regula Benedicti,* die Fürsorge für Kranke, Schwache und Arme nach dem christlichen Gebot der Nächstenliebe zu einer Grundlage klösterlichen Lebens. Klöster waren zugleich Stätten des Heils wie Stätten der Heilung. Die Pflege der Seele, die *Cura animae,* wurde dabei gleichrangig mit der des Körpers, der *Cura corporis,* gesehen. Die Grundlage hierzu bildeten die Ausführungen im 25. Kapitel des Matthäus-Evangeliums: »Ich war nackt, und ihr habt mich bekleidet. Ich war krank und ihr habt mich besucht. […] Ich war hungrig, und ihr habt mich gespeist.« Im 36. Kapitel der Benediktsregel gibt der Ordensgründer umfangreiche Anweisungen für den Umgang mit den kranken Mitbrüdern. Darin heißt es: »Die Sorge für die Kranken muss vor und über allem stehen: Man soll ihnen so dienen, als wären sie wirklich Christus; hat er doch gesagt: Ich war krank, und ihr habt mich besucht, und: Was ihr einem dieser Geringsten getan habt, das habt ihr mir getan. Aber auch die Kranken mögen bedenken, dass man ihnen dient, um Gott zu ehren; sie sollen ihre Brüder, die ihnen dienen, nicht durch übertriebene Ansprüche traurig machen. Doch auch solche Kranke müssen in Geduld ertragen werden; denn durch sie erlangt man größeren Lohn. Daher sei es eine Hauptsorge des Abtes, dass sie unter keiner Vernachlässigung zu leiden haben. Die kranken Brüder sollen einen eigenen Raum haben und einen eigenen Pfleger, der Gott fürchtet und ihnen sorgfältig und eifrig dient. Man biete den Kranken, sooft es ihnen gut tut, ein Bad an; den Gesunden jedoch und vor allem den Jüngeren erlaube man es nicht so schnell. Die ganz schwachen Kranken dürfen außerdem zur Wiederherstellung ihrer Gesundheit Fleisch essen. Doch sobald es ihnen besser geht, sollen sie alle nach allgemeinem Brauch auf Fleisch verzichten. Der Abt sehe es als eine Hauptsorge an, dass die Kranken weder vom Cellerar noch von den Pflegern vernachlässigt werden. Auf ihn fällt zurück, was immer die Jünger verschulden.« (Zitiert nach: Birgit Frohn, Klostermedizin, München 2001, S.18 f.)

Für die kränklichen und schwachen Brüder galten im klösterlichen Alltag besondere Bestimmungen. Lautete die Devise des Ordensgründers auch »Bete und arbeite« (*ora et labora*), galt dies durchaus in Abstufung des körperlichen Vermögens. Stehen die Ausführungen zum Umgang mit kranken Mitbrüdern auch im Mittelpunkt der Regel, so existieren doch auch Bestimmungen zum Verhalten gegenüber Gästen. Arme und Fremde sollten gemäß der Regel mit besonderer Herzlichkeit aufgenommen werden, denn mit ihnen werde Christus selbst aufgenommen.

Der Klosterplan von Sankt Gallen und die klösterliche Krankenversorgung

Eindrücke einer idealtypischen Klosteranlage mit ihren verschiedenen Möglichkeiten zur Unterbringung Kranker und Bedürftiger vermittelt der berühmte Klosterplan von Sankt Gallen, der um 820 auf der Insel Reichenau im Bodensee entstanden ist. Bei der Betrachtung fällt zuerst die große, im Westen von zwei Rundtürmen flankierte Klosterkirche ins Auge. Um den Kernbereich des Klosters herum, dessen Betreten den Mitgliedern der Mönchsgemeinschaft vorbehalten war, findet sich eine Anzahl weiterer Gebäude. Darunter auch die Hospitalanlagen im Osten und Westen. Der Sankt Gallener Plan erlaubt dabei eine Unterscheidung dreier in ihrem Zuschnitt unterschiedlicher hospitalischer Einrichtungen: Im Südwesten das sogenannte *Hospitale Pauperum*, das zur Aufnahme von Armen, Pilgern und sonstigen Bedürftigen bestimmt war, im Nordwesten das *Hospitium* für gehobenere Gäste, die zu Pferde ankamen, schließlich im Osten des Klausurbereichs das sogenannte *Infirmarium,* das allein den kranken Mitbrüdern vorbehalten war. Das *Infirmarium* glich einem Kloster im Kleinen mit speziellen Zusatzeinrichtungen. In der Regel verfügte das *Infirmarium* über eine eigene Küche für die Kranken und einen zugehörigen Speisesaal, eine eigene Kapelle sowie Bade- und Aderlasseinrichtungen. Darüber hinaus gab es eine

Unterkunft für den Arzt und eine Apotheke. Die Lagebezeichnungen änderten sich entsprechend in die entgegengesetzte Richtung, wenn der Kreuzgang anders als im Sankt Gallener Klosterplan im Norden der Kirche angelegt war. In diesem Fall läge das *Hospitale Pauperum* also im Nordwesten. Mehr als die Hälfte aller mittelalterlichen europäischen Klöster folgte diesem durch die Benediktsregel vorgegebenen Anlageschema. Als Idealplan eines Klosters lassen sich auf der Sankt Gallener Grundrisszeichnung viele zusätzliche Details erkennen. So etwa Zimmer für reisende Mönche am nördlichen Seitenschiff und Unterkünfte für kranke Novizen im östlich gelegenen Noviziat. Außerdem gab es mitunter gesonderte Quartiere für Schwerkranke nahe dem klösterlichen Kräutergarten im Nordosten, die auf dem Plan nicht dargestellt werden. Bisweilen existierte zudem ein eigenes Haus für die heilkundliche Versorgung kranker Laienbrüder im Westen einer benediktinischen Klosteranlage. In einiger Entfernung von den gemeinschaftlichen Einrichtungen befand sich ein Gebäude zur Beherbergung Leprakranker.

Die heilkundliche Behandlung der kranken Mitbrüder oblag einem sogenannten *Infirmarius,* der bei der Durchführung seiner Aufgaben durch einen Laienbruder *(famulus)* unterstützt wurde. Die Behandlung orientierte sich an Galens Konzept der Diätetik mit ihrem rechten Maß an den *sex res non naturales.* Deshalb wurde unter anderem dafür gesorgt, dass die Betten regelmäßig aufgeschüttelt wurden und die Kranken eine ausgewogene Kost erhielten. Im Gegensatz zu ihren Mitbrüdern war kranken Mönchen der Genuss von Fleisch gestattet. Fleischhaltige Speisen dienten gemäß der Säftelehre einer Vermehrung des als heiß und feucht geltenden Blutes. Auch Wein stand auf dem Speiseplan der Kranken. Bäder durften sie sich richten lassen, soviel es ihnen gut tat – ganz im Gegensatz zu den übrigen Mönchen, die sich nach Auffassung des Heiligen Benedikt beim Baden zurückhalten sollten.

Kranke Brüder waren vom übrigen Konvent getrennt. Sie nahmen weder an den gemeinsamen Chorgebeten teil, noch speisten oder schliefen sie in den gleichen Räumen mit den Gesunden. Eine Hauptrolle bei der Krankenbehandlung spielte der Aderlass, der sich ebenfalls an den Prinzipien der Säftelehre orientierte. Alle Mönche eines benediktischen oder zisterziensischen Klosters wurden zur Verfrischung der Säfte viermal im Jahr zur Ader gelassen.

Einige der »Mönchsärzte«, die im Kloster ihren Dienst versahen, sind namentlich bekannt. Doch nur bei den allerwenigsten lassen sich biografische Hintergründe rekonstruieren oder Eindrücke ihres Wirkens gewinnen. Eine der wenigen Ausnahmen bildet dabei der Arzt Notker von Sankt Gallen († 975). Aufgrund seiner heilkundlichen Fähigkeiten wirkte er oft am Hof der ottonischen Herscher. Berühmt ist eine Anekdote geworden, die Notkers herausragende medizinische Kenntnis unterstreicht. Der bayerische Herzog Heinrich I. (gest. 955), ein Bruder des Kaisers Otto des Großen, soll dieser zufolge dem gelehrten Mönchsarzt den Urin einer schwangeren Hofdame als seinen eigenen präsentiert haben. Die Harnschau, bei der die Farbe des Urins und die erkennbaren Sedimente zeitgenössischen Vorstellungen zufolge Rückschlüsse auf den Gesundheitszustand erlaubten, war während des gesamten Mittelalters eines der zentralen Diagnoseverfahren. Notker fiel nicht auf das Verwirrspiel herein. Wortgewandt prophezeite er dem Herzog, er werde binnen dreißig Tagen ein Kind zur Welt bringen. Jenseits von solchen Anekdoten zeigen archäologische Befunde von Skeletten mittelalterlicher Klosterfriedhöfe die großen Fähigkeiten der Heilkundigen, komplizierte Brüche und schwerste Verletzungen so zu behandeln, dass die meisten Kranken geheilt wurden.

Jenseits der Klostermauern

Die Einordnung des Frühmittelalters als »Zeitalter der Klostermedizin« resultiert nicht zuletzt aus der Überlieferungssituation. Die in den Klöstern gepflegte Schriftlichkeit bescherte dem Wirken der Mönchsärzte ein jahrhundertelanges Nachleben und verzerrt so den Blick auf die wahren Gegebenheiten. Für die gesundheitliche Versorgung der frühmittelalterlichen Bevölkerung spielten die Klöster eine ebenso untergeordnete Rolle wie die theoretischen Schriften der Antike. Doch die »Volksmedizin« wurde vor allem mündlich tradiert. Schriftzeugnisse, die Aufschluss über die Laienärzte aus dem Volk und ihr Wirken liefern könnten, fehlen. Dabei sprechen die archäologischen Befunde von Skeletten aus Gräbern der Völkerwanderungszeit von einem hohen Kenntnisstand dieser auf empirischen Grundlagen praktizierenden Heilkundigen. Selbst schwere Schädelverletzungen, hervorgerufen durch Schwerthiebe im Kampf, waren demnach erfolgreich behandelt worden.

Exemplarisch für die normativen Rahmenbedingungen heilkundlicher Betätigung im Frühmittelalter stehen die Bestimmungen der westgotischen *leges*. Als einziges der Germanenrechte enthält die *Lex Visigothorum* detaillierte Ausführungen über Ärzte, Kranke und medizinische Behandlungen. Dabei richten sie sich nicht an Mönchsärzte, sondern sind deutlich auf die Alltagsgeschäfte heilkundiger Laien zugeschnitten. Die Bestimmungen zeigen unter anderem, welche Bedingungen an die Aufnahme einer ärztlichen Heilbehandlung geknüpft waren. Der Besuch am Krankenlager musste zuvor vereinbart werden. Erst dann begab sich der Heilkundige zu dem Kranken. Bei seinem ersten Besuch musste er die zu behandelnde Wunde in Augenschein nehmen und die Art der Beschwerden feststellen. Die Vereinbarung des Arztbesuchs stellte bereits eine Art Vorvertrag dar. Im Anschluss an die Diagnose folgte der eigentliche Behandlungsvertrag zwischen Arzt und Krankem. Der Arzt durfte die Behandlung erst beginnen, wenn er zuvor eine Kaution gestellt hatte. Vermochte der Heilkundige den Kranken nicht entsprechend seiner vertraglichen Verpflichtungen zur Genesung zu führen und starb dieser, verfiel die vollständige Kaution. Zugleich war jeder Anspruch auf Bezahlung für die erbrachten Leistungen verwirkt. Blieb die Behandlung erfolglos, der Behandelte aber am Leben, so waren die vom Arzt zu zahlenden Bußgelder mitunter genau festgelegt. Wenn ein Arzt einen Freien durch einen schlecht durchgeführten Aderlass an seiner Gesundheit schädigte, sollte er eine Strafe von 150 Schillingen zahlen. Handelte es sich um einen Knecht, dessen Gesundheit beeinträchtigt worden war, sollte der Heilkundige einen Ersatzmann stellen.

Freie Frauen durften vom Arzt nur im Beisein eines Elternteils oder eines nahen Verwandten zur Ader gelassen werden. Verstieß ein Heilkundiger gegen diese Bestimmungen, musste er die Verwandten oder den Gatten der Frau mit 10 Schillingen entschädigen. Diese Regelung sollte vermeiden, dass bei der Behandlung »Ungehöriges« vorkomme, heißt es zur Erläuterung im Nachsatz. Die *Lex Visigothorum* verbot Ärzten ferner den Besuch von Gefangenen. Dabei bezog sich die Verfügung in erster Linie auf inhaftierte Große. Dadurch sollte verhindert werden, dass der Arzt einem Gefangenen, der sich seinem Urteil durch Selbstmord entziehen wollte, etwa durch Gabe eines Giftes in seinem Vorhaben aktiv unterstützte. Dementsprechend hoch war die Strafe bei Zuwiderhandlung: Der Arzt sollte den Verstoß gegen dieses Gesetzt mit seinem eigenen Leben büßen..

Doch regelten die Gesetze auch ärztliche Tarife und die Ausbildung von Lehrlingen. So sollte das erfolgreiche Stechen des Stars mit 5 Schillingen entlohnt werden. Für die Ausbildung sollten 12 Schillinge Lehrgeld entrichtet werden. Angesichts der Höhe fälliger Strafzahlungen im Falle misslungener Behandlungen scheint sich die Vergütung der Heilkundigen eher gering ausgenommen zu haben. Weiterhin wurde bestimmt, dass ein Arzt von niemandem ohne Verhör verhaftet werden durfte. Eine Ausnahme bildete lediglich die Anklage der Tötung. Bis zu seiner Anhörung in anderen Schuldsachen blieb der Arzt unter einen Bürgen gestellt. Die zweifelsohne anhand praktischer Erfahrungen entwickelten Bestimmungen erlauben nicht nur einen Blick in das Spektrum möglicher Eingriffe und ärztlichen Fehlverhaltens, sie zeigen an anderer Stelle auch die Bedeutung magischer Vorstellungen für die frühmittelalterliche Medizin außerhalb der Klöster. Die Gesetze erwähnen beispielsweise an anderer Stelle den unter Strafe gestellten Diebstahl von Särgen zum Gebrauch als Heilmittel. Der Dieb musste den geschädigten Erben des Toten eine Strafzahlung von 12 Schillingen hierfür entrichten. Sofern ein Knecht den Sarg auf Befehl seines Herrn gestohlen hatte, sollte der Auftraggeber für den Schaden aufkommen. Fiel für einen Freien die Strafe für den Sargdiebstahl noch vergleichsweise milde aus, kam die Bestrafung eines Knechts, der aus eigenem Antrieb gehandelt hatte, einer Verurteilung zum Tode gleich. Zunächst musste er dem Leichnam zurückgeben, was er aus dessen Grab entwendet hatte. Anschließend sollte er für seinen Frevel mit 100 Peitschenhieben büßen. Falls die Praxis der Norm tatsächlich folgte, dürfte kein Deliquent dieses überlebt haben.

Obwohl die übrigen Germanenrechte Heilkundige und Behandlungen nicht erwähnen, ist doch davon auszugehen, dass sich in der *Lex Visigothorum* zumindest in Teilen eine medizinische Kultur widerspiegelt, wie sie im frühen und hohen Mittelalter überall im Abendland existierte. In den erzählenden Quellen jener Zeit stoßen wir denn auch auf versprengte Hinweise auf diese heilkundigen Laien, so etwa am Ende des 6. Jahrhunderts auf Marileif, den Leibarzt des Merowingerkönigs Chilperich I. Den Ausführungen ist zu entnehmen, dass Marileif einer Familie von Unfreien entstammte. Es müssen seine empirischen heilkundlichen Fähigkeiten gewesen sein, die ihm einen sozialen Aufstieg und zudem einigen Wohlstand bescherten. Auch das Wirken jüdischer Heilkundiger ist für diese Zeit bereits in den Quellen bezeugt.

Heilwissen aus dem Orient

Nur wenige Jahre vor dem Beginn der Kreuzzüge in den Vorderen Orient am Ende des 11. Jahrhunderts gelangten die Schätze orientalischen Heilwissens allmählich in das Abendland und prägten nachhaltig die weitere Entwicklung der Medizin. Eine »arabische Medizin«, von deren Rezeption im hochmittelalterlichen Westen in vielen Geschichtswerken noch immer die Rede ist, hat es im strengen Wortsinn nie gegeben. Auch der von einigen Wissenschaftlern vorgeschlagene Begriff der »islamischen Medizin« wird der Sache kaum gerecht. Viele der Heilkundigen, deren medizinische Schriften während des hohen Mittelalters in das Abendland gelangten und die den Kern orientalischer Medizin bildeten, waren keine Araber und nicht wenige von ihnen nicht einmal Muslime. Vor allem Perser, Juden, orthodoxe Griechen, syrische Christen, Berber und Tadschiken hatten im Orient das Erbe der griechisch-römischen Heilkunde bewahrt und weiterentwickelt. Bevor die ursprünglich griechischen Werke schließlich ihren Weg ins Arabische fanden, wurden sie von orientalischen Christen ins Altsyrische übertragen. Diese Sprache war unter den orientalischen Völkerschaften des Frühmittelalters vom Mittelmeer bis zum Persischen Golf sowie von Südpalästina bis zum iranischen Hochland weit verbreitet. Erst im 9. Jahrhundert setzte eine umfassende und intensive Übersetzertätigkeit wissenschaftlicher Texte ins Arabische ein, die während des 10. Jahrhunderts andauerte. Innerhalb des islamischen Herrschaftsraumes, der sich fast von Indien entlang der nordafrikanischen Küste bis auf die Iberische Halbinsel spannte, war das Arabische zur Kultur- und Verkehrssprache geworden. Nicht allein Muslime, auch Juden und Christen griffen im Alltag wie in der Wissenschaftsvermittlung auf die arabische Sprache zurück, wie das große Werk des jüdischen Arztes und Religionsphilosophen Maimonides (gest. 1204) eindrucksvoll zeigt. Das während des Hochmittelalters in den Westen gelangte Heilwissen ist in diesem Sinne also am treffendsten als arabischsprachige oder orientalische Medizin zu bezeichnen.

Durch Constantinus Africanus († 1086), einen in Nordafrika geborenen und wahrscheinlich zum Christentum konvertierten muslimischen Kräuterhändler, der um 1070 an die Schule von Salerno und von dort zum Montecassino kam, wurden die wichtigsten Werke orientalischer Heilkunst durch Übersetzungen im Westen zugänglich gemacht, darunter die Schriften des jüdischen Arztes Isaak Judaeus (um 850) und der *Liber pantegni* des 'Alī ibn al-'Abbās al-Maǧūsī, genannt Haly Abbas (Mitte des 10. Jahrhunderts). Das große Übersetzungswerk des Constantinus Africanus wurde im 12. Jahrhundert auf der Iberischen Halbinsel durch Gerhard von Cremona († 1187) und seinen Kreis fortgesetzt. Toledo hatte sich bald nach seiner Rückeroberung durch die Christen im Jahre 1085 zu einem abendländischen Zentrum des Wissenstransfers und der Übersetzungen aufgeschwungen. Dort übersetzte Gerhard unter anderem den bedeutenden *Canon medicine* Ibn Sīnā (Avicenna, gest. 1037), den Constantinus Africanus noch nicht in den Westen gebracht hatte und der bald den *Liber pantgeni* an Bedeutung überflügelte. Hinzu kamen die Schriften des Ar-Rāzī (Rhazes, gest. 925), die wie auch das große Werk zur Chirurgie des Abū'l-Qāsim Halāf ibn al-'Abbās az-Zahrāwī (gest. um 1010), im Westen als Abulcasis bekannt, jahrhundertelang den heilkundlichen Unterricht bestimmen sollten und später an den medizinischen Fakultäten der Universitäten Einzug hielten.

Das Ende der Klostermedizin, die mittelalterlichen Universitäten und die Aufspaltung der Heilkunde

Als im Zeitalter der Kreuzzüge die Entdeckung des Aristoteles und der reichen Wissensschätze aus dem Orient die Entwicklung des Geisteslebens wie der Heilkunde vorantrieben, ging zugleich die Ära der Klostermedizin nach mehr als fünf Jahrhunderten ihrem Ende entgegen. Ihre letzte große Vertreterin war die berühmte Äbtissin Hildegard von Bingen († 1179). Ihr ganzheitliches Weltbild, in dem sich Mikro- und Makrokosmos miteinander zu einer universellen Einheit ergänzen, durchzieht ihr heilkundliches Werk wieder. Die Gestalt des Menschen ist nach dieser Konzeption ein verkleinertes Abbild des Kosmos. Der Mensch erscheint eingebunden in den großen Rahmen der kosmischen Kräfte, kann jedoch Einfluss auf diese ausüben. Dabei bilden Körper und Seele in ihrer Beziehung zueinander ebenfalls eine Einheit. Das geistig-visionäre Gerüst der Ordnung von Mikro- und Makrokosmos fand seinen Niederschlag auch in Hildegards Vorstellungen von Bau und Funktion des menschlichen Organismus, der Entstehung von Krankheit und schließlich deren effizienter Behandlung. Als Triebkraft allen Gedeihens in der Natur wirkte nach Auffassung Hildegards eine »Grünkraft«, die sie *viriditas* nannte und die sich je nach Lebensform unterschiedlich manifestierte. Beim Menschen zeigte sie sich als eben jene Lebenskraft, die etwa eine Fortpflanzung ermöglicht. Pflanzen verlieh die *viriditas* neben Wachstum zugleich Heilkraft. Die Heilkunde der Hildegard von Bingen erstreckte sich wie die ihrer antiken Vorbilder auf pflanzliche, tierische und mineralische Arzneimittelbestandteile, deren therapeutische Wirkung sie ausführlich beschreibt. Dennoch bekräftigte auch sie im Einklang mit all ihren Zeitgenossen, dass deren Verabreichung nur durch göttlichen Willen eine Genesung des Kranken herbeiführen könne. Dabei finden sich Ansätze zu einer Form der Behandlung, die Anklänge an die viel spätere Homöopathie Samuel Hahnemanns († 1843) zeigt. Entgegen der Lehren Galens, Krankheiten mit Mitteln zu behandeln, die der Natur der Krankheit gegenüberstanden *(Contraria contrariis)*, folgte Hildegard der sogenannten Signaturenlehre. Diese besagte das genaue Gegenteil der galenischen Empfehlung: Heilmittel, die der Natur der Krankheit ähnelten, waren der Signaturenlehre zufolge am wirksamsten für die Heilung. Aus ihrer Beschäftigung mit Heilkunde und Gesundheitspflege erwuchsen zugleich Hildegards Vorstellungen vom idealen Arzt. Er sollte Barmherzigkeit und Stärke verkörpern. Seine heilkundliche Ausbildung erfolgte in einem engen Lehrer-Schüler-Verhältnis und sollte den angehenden Arzt dazu befähigen, seiner Tätigkeit über die medizinische Betreuung hinaus ihren Platz innerhalb des göttlichen Heilsplans zuzuweisen. Gleich einem Priester sollte er seinen Dienst auf die spätere Heilserfahrung orientieren.

Doch die Zeit der Klostermedizin ging unweigerlich ihrem Ende entgegen. Mit einer Reihe von Konzilsbeschlüssen wurden im 12. und 13. Jahrhundert die heilkundliche Ausbildung von Klerikern und deren Ausübung der Heilkunde verboten. Den Beginn machte die Synode von Clermont im Jahre 1130, deren Beschlüsse rund dreißig Jahre später in Tours bestätigt wurden. Die Beschlüsse des vierten Lateranums versetzten im Jahre 1215 der Klostermedizin den normativen Todesstoß. Besonders die von Klerikern praktizierte Chirurgie geriet in den Brennpunkt der Kritik. Die Kirche, so lautete der Tenor der Konzilien, schrickt vor dem Blut zurück. Von nun an ging die Heilkunde zusehends in weltliche Hände über. Daneben aber führten die Bestimmungen der Konzilien zu einer scharfen Trennung zwischen der praktisch-angewandten Chirurgie und der theoretischen, inneren Medizin. Diese Trennung blieb nicht ohne Konsequenzen für die heilkundliche Professionalisierung.

Die Chirurgie hatte einen schweren Stand als Lehrfach an den noch jungen Universitäten und wurde zeitweise völlig aus dem Lehrplan verbannt. Stattdessen erlernten die auch als Wundärzte bezeichneten Chirurgen ihr ärztliches »Handwerk« bei einem Meister und schlossen sich in Zünften zusammen. Ihnen fiel die Hauptrolle bei der gesundheitlichen Versorgung der spätmittelalterlichen Gesellschaft zu. In zahlreichen Schriftzeugnissen aus den Städten ganz Europas lässt sich ihr Wirken in vielfältiger Gestalt seit dem Spätmittelalter nachweisen. Manche standen in städtischen Diensten oder wirkten wie der berühmte Ambroise Paré († 1590) an den Höfen der Herrscher und auf deren Schlachtfeldern. Ihr Tätigkeit war festgelegt auf die äußere Wundbehandlung. Strikt verboten war ihnen die innere Verabreichung von Arzneien.

Hierzu waren nur die sogenannten *Physici*, die universitär gebildeten Ärzte befugt, die an den medizinischen Fakultäten mit dem theoretischen Wissen der antiken Autoritäten vertraut gemacht wurden. Sie hatten zumeist wenig Bezug zur Praxis und hatten keinen nennenswerten Anteil an der medizinischen Versorgung der Bevölkerung. Zwar beschäftigten die meisten Magistrate seit dem späten Mittelalter einen universitär gebildeten *Physicus* als Stadtarzt, doch versorgte dieser zumeist nur die Familien der Ratsherren und hatte im besten Fall noch die Oberaufsicht eines städtischen Hospitals inne. Für die gewöhnlichen Stadtbewohner war eine Konsultation bei ihm zu kostspielig. Sie suchten ihre Hilfe bei den Heiligen, die sie im Gebet und auf Pilgerfahrten um Genesung baten. Häufig stellten sich die gelehrten Ärzte so wie Arnald von Villanova († 1311) oder Guy de Chauliac († 1368) in den Dienst weltlicher oder geistlicher Herrscher.

Vorreiter der medizinischen Ausbildung an den noch jungen Universitäten war die wohl schon vor dem Jahre 1000 bestehende Medizinschule von Salerno gewesen, wo vor allem Geistliche die Heilkunde ausübten und wo sich das Heilwissen aus dem ganzen Mittelmeerraum konzentrierte. So blieb denn auch die altehrwürdige Schule erhalten, als der Staufer König Manfred von Sizilien († 1266) alle Schulen seines Königreichs schloss, um die 1224 eingerichtete Universität von Neapel zu fördern. Zwischen 1150 und 1250 waren aus den Zusammenschlüssen von Magistern und Scholaren, den universitären Lehrern und ihren Schülern, die sich unabhängig von der Einflussnahme weltlicher und geistlicher Herrscher ihren Studien widmen wollten, erste Universitäten in Bologna, Paris und Oxford entstanden. Diese erhielten bald medizinische Fakultäten. Zunächst im Jahre 1219 in Bologna, dann etwa 1220 in Montpellier, 1228 in Padua, 1229 in Toulouse, 1274 in Paris, 1303 in Avignon, 1305 in Orléans und 1339 in Grenoble. Das Deutsche Reich hinkte bei dieser Entwicklung weit hinter Italien, Frankreich und der Iberischen Halbinsel hinterher. Erst Kaiser Karl IV. gründete in seiner Residenzstadt Prag 1348 die erste Universität des Reichsgebiets. Die Kölner Universität wurde 1388 ins Leben gerufen. Zu dieser Zeit gab es in Italien bereits 15, in Frankreich 8 und auf der Iberischen Halbinsel 6 Universitäten. Auf den Britischen

Inseln hatten die berühmten Universitäten von Oxford und Cambridge ihren Lehrbetrieb aufgenommen.

Eine umfangreiche Medizinalgesetzgebung tritt uns etwa zeitgleich mit der Geburt der ersten medizinischen Fakultäten im sogenannten *Liber Augustalis* des Stauferkaisers Friedrich II. († 1250) entgegen. Schon ein Jahrhundert zuvor hatte sich Roger II. († 1154) darum bemüht, mit strengen Vorschriften die Qualität ärztlicher Tätigkeit in seinem Königreich sicherzustellen und so seine Untertanen vor gesundheitlichem Schaden zu bewahren. Im *Liber Augustalis* finden sich nun ausführliche Bestimmungen über Art und Dauer des ärztlichen Studiums nebst speziellen Erweiterungen für die Chirurgen, deren Ausbildung auch die Sektion von Leichen zwingend vorsah. Daneben trennten sich auf Grundlage der Bestimmungen Medizin und Pharmazie. Laut der Vorschriften muss der Arzt den Apotheker kontrollieren. Er darf jedoch keine eigene Apotheke unterhalten.

Zu neuen Ufern

Die »Entdeckung« Amerikas im Jahre 1492, die häufig als das Ende des Mittelalters und der Beginn der frühen Neuzeit gesehen wird, änderte nichts am medizinischen Alltag in Europa. Keine Straße in den dicht bevölkerten, unhygienischen Städten wurde dadurch sauberer, kein Mensch gesünder. Eher im Gegenteil. Zu den verheerenden Seuchen, die vor allem seit der Pandemie des Schwarzen Todes zur Mitte des 14. Jahrhunderts immer wieder unzählige Opfer forderten, gesellte sich mit der »Franzosenkrankheit« eine neue Geißel hinzu. Diese erhielt durch das Wirken des Veroneser Arztes Girolamo Fracastoro († 1553) in der Folge den Namen »Syphilis«. Ihr Erreger mag sich – wie alle Lebewesen der Evolution unterliegend – im Laufe der Jahrhunderte ebenso gewandelt haben wie die jener Infektionskrankheiten, die die Zeitgenossen mit *pestis magna, pestilencia* oder einer Fülle anderer Namen bezeichnen und die wir nicht mit retrospektiven Diagnosen mit der heute als Pest definierten Krankheitseinheit gleichsetzen dürfen. Im vormikrobiologischen Zeitalter war gegen all diese Erreger im wahrsten Sinne des Wortes kein Kraut gewachsen. Noch niemand kam ernsthaft auf die Idee, sich Mikroorganismen als Verursacher vorzustellen. Statt dessen wurden neben dem Zorn Gottes über die Verderbtheit des Menschengeschlechts vor allem schlechte Ausdünstungen, die sogenannten *Miasmen*, wieder einmal in Anlehnung an antike Lehren als Erklärung ins Feld geführt.

Das medizinische Mittelalter dauerte also länger. Den ersten Schritt in eine neue Zeit tat der junge Arzt Andreas Vesalius († 1564) kurz vor der Mitte des 16. Jahrhunderts. Sein großes Werk *De humani corporis fabrica* markierte den Beginn eines goldenen Zeitalters der Chirurgie. Erstmals wurde nun die zuvor unangetastete Autorität Galens ernsthaft in Frage gestellt, und neue, in praktischen Sektionen am menschlichen Körper gewonnene Erkenntnisse bahnten sich ihren Weg. Einen gewaltigen Schritt auf diesem Weg bedeutete die Entdeckung des großen Blutkreislaufs durch William Harvey († 1637) am Beginn des 17. Jahrhunderts. Zunächst waren es vor allem die italienischen Universitäten wie Padua, die den erwachenden Geist der Zeit beflügelten, dann die Universität von Leiden mit ihrem berühmtesten Vertreter in der Zeit der Aufklärung, Hermann Boerhaave († 1738). Naturphilosophische Konzepte und der Beginn einer experimentellen, modernen Naturwissenschaft beeinflussten die medizinischen Konzeptionen des späten 17. und des 18. Jahrhunderts. Ein bedeutender Exponent dieser Entwicklung findet sich mit dem Hallenser Medizinprofessor Friedrich Hoffmann († 1742) und seinen Vorstellungen von der Iatromechanik. Wieviel Bewegung im 18. Jahrhundert in eine Medizin geraten war, die über mehr als ein Jahrtausend nahezu dogmatisch von antiken Lehren beherrscht wurde, zeigt sich auch am Beispiel der neuen Richtung der von Samuel Hahnemann († 1843) vertretenen Homöopathie.

Das Zeitalter der Bakteriologie und Mikrobiologie

Nach der Mitte des 19. Jahrhunderts bricht das Zeitalter der Bakteriologie und Mikrobiologie an. Die bahnbrechende Entdeckung, dass Mikroorganismen Krankheiten hervorrufen können, führt zu großen Fortschritten für viele Bereiche der Medizin. So werden dank Lord Joseph Lister († 1912) und seines antiseptischen Prinzips Operationen endlich vom Schrecken verheerender Infektionen befreit und Ignaz Philipp

Semmelweis († 1865) gelingt es mit seinen Erkenntnissen, die durch das Kindbettfieber ausgelöste Sterblichkeit drastisch zu reduzieren. Louis Pasteur († 1895) und Robert Koch († 1910) gehören zu den Begründern der Bakteriologie und Mikrobiologie. Ihnen und ihren Schülern gelingt es, große Menschheitsgeißeln unter dem Mikroskop sichtbar zu machen, Impfseren und effiziente Bekämpfungsstrategien zu entwickeln. Die Erreger von Tollwut, Milzbrand, Cholera, Tuberkulose und in der Folge auch der Pest werden so entdeckt. Zu ihren Vorreitern bei der Seuchenbekämpfung zählte unter anderem der englische Landarzt Edward Jenner († 1823), der durch seine Vakzination wesentlichen Anteil daran trägt, dass die Pocken heute vom Gesicht der Erde verschwunden sind. Als Vorreiter bei der Verbesserung von Seren wirkten im Umfeld Robert Kochs Emil von Behring († 1817) und der für die frühe Entwicklung der Chemotherapie richtungsweisende Paul Ehrlich (gest. 1915). Ein weiterer Meilenstein bei der Bekämpfung zuvor oft tödlicher Infektionskrankheiten war die Entdeckung des Penizillins durch Alexander Fleming († 1955). Doch tagtäglich stellen sich der medizinischen Forschung neue Aufgaben. Gesundheitliche Bedrohungen wie AIDS und andere, noch weitgehend unbekannte Infektionsgefahren bedeuten Herausforderungen für heute und morgen. Im Brennpunkt stehen dabei vor allem die Länder der sogenannten Dritten Welt. »Ärzte ohne Grenzen« bemühen sich dort mit ihrem Einsatz, einen Teil des schlimmsten Leids zu lindern. Auf ihre Weise setzen sie fort, was vor rund einem Jahrhundert der »Dschungeldoktor« Albert Schweitzer († 1965) mit seinem Spital in Lambarene begann.

HIPPOKRATES VON KOS
(ca. 460–ca. 375 v. Chr.)

Inbegriff des idealen Arztes

Ärztliche Verordnungen werde ich treffen zum Nutzen der Kranken nach meinem Vermögen und meinem Urteil, fernhalten aber werde ich mich davon, sie zu Schaden und Unrecht zu treffen. So heißt es in jenem berühmten Eid, dessen Autorschaft mit dem griechischen Arzt Hippokrates von Kos verbunden ist und dessen Namen unsterblich gemacht hat. Der hippokratische Eid bezeugt das Streben antiker Ärzte nach ethischen Normen für die Behandlung Kranker zu Zeiten, in denen eine staatliche Kontrolle des Medizinalwesens und seiner Vertreter noch nicht existierte. Hippokrates steht gleichsam als Inbegriff des idealen Arztes am Anfang der langen Entwicklungsleiter zur Medizin unserer Gegenwart. Keineswegs einig ist sich die Wissenschaft allerdings in der Frage, welche der mehr als 60 überlieferten Schriften des sogenannten hippokratischen Corpus tatsächlich aus der Feder des griechischen Heilkundigen stammen. Denn nur wenig ist über das Leben des Hippokrates bekannt.

Der Nachkomme des Asklepios

Den Ausführungen des Soranos von Ephesos zufolge, der am Beginn des 2. Jahrhunderts n. Chr. ebenfalls als Arzt wirkte und eine Biographie seines hochgeachteten Vorgängers verfasste, wurde Hippokrates um 460/459 v. Chr. auf der Insel Kos vor der kleinasiatischen Küste geboren. Der legendenhaften Überlieferung zufolge entstammte er der Ärztesippe der Asklepiaden, die den griechischen Heilgott Asklepios als ihren Stammvater betrachtete. Laut Soranos handelte es sich bei Hippokrates um einen Asklepios-Nachkommen in der 19. Generation.

Der Begriff *Asklepiades* bezeichnete zu dieser Zeit den Arzt. In einem später entstandenen Mythos erscheint Asklepios schließlich als Sohn des Gottes Apollon und einer irdischen Frau. Kultstätten des Asklepios, sogenannte *Asklepeia,* sind seit dem späten 6. Jahrhundert v. Chr. belegt. Kranke suchten dort durch einen Tempelschlaf (*enkoimesis*) Linderung von ihren Leiden. Das zentrale Heiligtum war Epidauros, wo die in archäologischen Grabungen zutage geförderten Tafeln bis heute Zeugnis über die Heilungen im Tempel ablegen.

Eine besondere Rolle im Asklepioskult spielte die Schlange. Ihre Häutung, das Abstreifen der alten Haut, stand symbolisch für eine Verjüngung und Erneuerung durch die göttliche Heilkraft. Zugleich besaß das Reptil in den Augen der Zeitgenossen Qualitäten, über die auch ein Arzt verfügen sollte: Scharfsinn und Wachsamkeit. Sofern es gezähmt war, wohnte ihm auch die für den Heilkundigen nötige Milde inne. Darüber hinaus fand Schlangenfleisch als Bestandteil vieler Arzneien Verwendung. So wurden neben anderen Tieren vor allem zahme, ungiftige Schlangen in den Asklepios-Heiligtümern gehalten. Nicht zuletzt sorgte der Gott gemäß der Überlieferung in Gestalt einer Schlange für die Verbreitung seines Kultes weit über Epidauros hinaus. Die Verbindung zwischen Asklepios und der Schlange fand gleichsam ihren ikonographischen Niederschlag. Seit dem 4. Jahrhundert wurde der Gott unter anderem mit einer Schlange dargestellt, die sich um einen Stab windet. Dieser Äskulapstab hat die Zeiten als Symbol der Heilkunst bis in unsere Gegenwart hinein überdauert. Als Hippokrates im 5. Jahrhundert v. Chr. seine Kunst auszuüben begann, waren die Asklepios-Heiligtümer bereits gewachsene Institutionen.

Ein Leben in kultureller Blütezeit

In die vermeintliche Lebensspanne des Hippokrates, der seinen Beruf entsprechend den Gepflogenheiten der Zeit als wandernder Heilkundiger ausgeübt haben dürfte, fallen die Vollendung der attischen Demokratie wie auch die großen Kämpfe der Athener gegen Sparta und Persien. Im Jahre 449 gelang unter der Führung des Kimon in der Doppelschlacht bei Salamis der entscheidende Sieg gegen die Perser. Der Kalliasfriede des Jahres 448 erklärte die griechischen Städte Kleinasiens und Zyperns als auch weiterhin dem Perserreich zugehörig, sicherte ihnen aber die Wahrung ihrer Autonomie zu.

Die Ägäis wurde zum griechischen Binnenmeer. Nur ein Jahrzehnt zuvor hatte die attische Demokratie mit der Zulassung
der 3. Klasse zum Archontat, der gewählten Regierungsfüh-
rung, ihre Vollendung erfahren.

Die ersten Jahre von Hippokrates' ärztlicher Tätigkeit dürf-
ten von der großen kulturellen Blüte des 5. und 4. Jahrhunderts, der klassischen Zeit, bestimmt gewesen sein. Zu seinen bekanntesten Zeitgenossen zählen etwa die Philosophen
Sokrates (469–399 v. Chr.) und Plato (427–347 v. Chr.), die Li-
teraten Sophokles (497–406 v. Chr.), Euripides (480 –406) und
Aristophanes (445–385 v. Chr.) sowie die Geschichtsschreiber
Herodot von Halikarnassos (484–425 v. Chr.) und Thukydides
(460–396 v. Chr.). Den Ausführungen Platos und später des
Aristoteles (384–322) zufolge war Hippokrates als Arzt und
heilkundiger Lehrer bekannt. Angesichts des renommierten
Umfeldes großer Denker und anderer, offenbar zur Zufriedenheit der Kranken praktizierenden Heilkundiger betrachteten
ihn seine Zeitgenossen aber wohl kaum als außergewöhnlich.

Zwischen Legende und überlieferter Lehre

Erst in späteren Generationen sind all die Legenden und
Anekdoten in das hippokratische Corpus eingeflossen, die das
künftige Bild des Arztes prägen sollten. Die Phantasie kann-
te hierbei keine Grenzen. Einem Überlieferungsstrang zufolge soll Hippokrates die Bibliothek von Kos verbrannt haben.
Andere Stränge wiederum künden von seinen außergewöhn-
lichen Heilerfolgen. Nicht minder legendär sind die Beschreibungen seiner äußeren Erscheinung, die sich in einer Fülle
fiktiver Darstellungen von der Büste bis zum Münzbild nie-
dergeschlagen haben. Hippokrates wird als bärtiger Kahlkopf
beschrieben, der sein Haupt stets zu bedecken pflegte. Angaben zu dem hohen Alter, das man ihm gemeinhin zubilligt,
schwanken zwischen 85 und 109 Lebensjahren.

Ungeachtet dessen, welche der Schriften des hippokratischen Corpus tatsächlich aus der Feder des namengebenden
Hippokrates stammen, beeinflussten diese Werke die Entwicklung des medizinischen Denkens im euro-mediterranen Raum
für mehr als zwei Jahrtausende. Im Mittelpunkt der hippokratischen Lehre stehen die vier Körpersäfte Blut, Schleim, gelbe

und schwarze Galle als menschliche Grundelemente. Solange diese Säfte im Gleichgewicht stehen, bleibt der Mensch gesund (Eukrasie). Geraten sie in ein Ungleichgewicht (Dyskrasie), wird er krank. Für die Hippokratiker sind jedoch nicht länger übernatürliche und magische Kräfte an der Entstehung solchen Ungleichgewichts verantwortlich. Vielmehr handelt es sich um natürliche Vorgänge, denen der Arzt mit seiner Kunst entgegenwirken kann, um das Gleichgewicht wieder herzustellen. Diese geistigen Grundprinzipien sollten in den folgenden Jahrhunderten immer weiter verfeinert werden. Verwiesen wurde dabei immer wieder auf ihren legendären Begründer, den idealen Arzt Hippokrates.

Quellen:

Gerhard Fichtner, Corpus Hippocraticum. Verzeichnis der hippokratischen und pseudohippokratischen Schriften, Tübingen 1996.
Œuvres complètes d'Hippocrate, traduction nouvelle avec le texte grec Émile Littré, 20 Bde. Paris 1839–1861 [Nachdrucke: Amsterdam 1961–1963 u. 1973–1991].

Weiterführende Literatur:

Florian Steger, Asklepiosmedizin. Medizinischer Alltag in der römischen Kaiserzeit (Medizin, Gesellschaft und Geschichte. Jahrbuch des Instituts für Geschichte der Medizin der Robert Bosch Stiftung. Beihefte 25), Stuttgart 2004.
Ursula Weißer, Hippokrates (ca. 460–ca. 375 v. Chr.), Galen (129–ca. 200 oder nach 210 n. Chr.), in: Hrsg. Dietrich von Engelhardt u. Fritz Hartmann, Klassiker der Medizin. Erster Band: Von Hippokrates bis Christoph Wilhelm Hufeland, München 1991, S. 11–29.

GALEN VON PERGAMON
(129–199/202/216 n. Chr.)

Medizinische Autorität über fünfzehn Jahrhunderte

Als kreativster Erbe der hippokratischen Lehren und neben Hippokrates herausragendster Repräsentant der antiken Heilkunde wirkte im 2. Jahrhundert n. Chr. der Arzt Galen von Pergamon. Seine Verfeinerungen der Viersäftelehre bildeten bis weit in die frühe Neuzeit hinein die theoretischen Grundlagen der Medizin. Bis sich im 16. Jahrhundert allmählich Zweifel an den galenischen Lehrmeinungen regten, galt er als unumstößliche Autorität. Ein Ruf, den er sich dank seiner starken Persönlichkeit noch zu Lebzeiten selbst zu sichern wusste. Er war von seinen Fähigkeiten derartig überzeugt, dass er Zeitgenossen, die andere Ansichten vertraten, gerne als Possenreißer verunglimpfte oder schlichtweg der Lüge bezichtigte. Lässt ihn auch seine Überheblichkeit nicht eben als einen sympathischen Zeitgenossen erscheinen, so weisen ihn des ungeachtet seine heilkundlichen Leistungen als einen herausragenden Arzt aus.

Die frühen Jahre im Leben eines Selbstdarstellers

Bleibt die Person des Hippokrates mangels entsprechender Zeugnisse weitgehend im Dunkeln, lässt sich das Leben Galens dank seines ausgeprägten Hangs zur Selbstdarstellung mittels zahlreicher autobiographischer Notizen in seinem umfangreichen Werk recht gut rekonstruieren. Seinen Ausführungen zufolge wurde Galen im Jahre 129 nach Christus im kleinasiatischen Pergamon geboren, der Hauptstadt der römischen Provinz Asia Minor. Sein Vater war der Architekt und Mathematiker Nikon. Von seiner Mutter ist überliefert, dass sie eine sehr reizbare Frau war, die in ihrer Wut nicht davor zurückschreckte, Sklavinnen zu beißen. Die wohlhabende Familie sorgte für eine gründliche Bildung des Knaben. Im Alter von 14 Jahren nahm er das Studium der Philosophie auf und hörte Vorträge von Vertretern aller maßgeblichen Schulen, der Platoniker, Peripatetiker, Stoiker und Epikureer. Es war ein Traumgesicht des Heilgottes Asklepios, das zwei Jahre später angeblich Galens Hinwendung zur Medizin bewirkte. Und so konzentrierte sich der 17-Jährige nunmehr auf das Studium der Heilkunde, das er bei Satyros in seiner Heimatstadt Pergamon begann. Als sein Vater Nikon wenige Jahre später starb, setzte er sein Studium in Smyrna fort. Der Wohlstand der Familie erlaubte ihm ausgedehnte Studien. Sein nächster Studienort wurde Korinth, wo es den ehrgeizigen Galen ebenfalls nicht lange hielt. Erst im ägyptischen Alexandria fand der angehende Arzt eine Wirkungsstätte nach seinem Geschmack. Alexandria genoss zu dieser Zeit einen herausragenden Ruf als Lehrstätte. Nur hier fanden in der Spätantike noch Demonstrationen des Skeletts am menschlichen Körper statt, während man sich andernorts mit Tiersektionen begnügte. Galen zeigte sich sichtlich beeindruckt von den Möglichkeiten zu anatomischen Studien und blieb bis zum Abschluss seines Studiums in Alexandria.

Zwischen Amphitheater und Kaiserhof

Galen war 28 Jahre alt, als er 157 in seine kleinasiatische Heimatstadt Pergamon zurückkehrte. Seine ersten Sporen in der medizinischen Praxis verdiente er sich in den folgenden Jahren als Gladiatorenarzt. Seine Tätigkeit brachte ihm reichliche Einblicke in die Anatomie des menschlichen Körpers und Erfahrungen in der Chirurgie. Nachdem er vier Jahre auf diese Weise sein Auskommen gefunden hatte, zog es ihn 162 nach Rom, der Hauptstadt des römischen Weltreiches. Er trachtete danach, berühmt zu werden. Und es gelang ihm. Zu den ersten Kranken aus der gehobenen Gesellschaft Roms, die die Dienste Galens in Anspruch nahmen, zählten der Philosoph Eudemos und die Ehefrau des Konsuls Flavius Boëthus. Offenbar zeigten sie sich mit den Behandlungen sehr zufrieden, und schon bald stand Galen in dem Ruf, die Gesundheit auch bei solchen Kranken wieder herstellen zu können, bei denen die anderen Heilkundigen versagten. Seine Heilerfolge ebneten ihm den weiteren Weg zu den führenden Kreisen der römischen Gesellschaft und verschafften ihm schließlich Eintritt beim kaiserlichen Hof. Bald darauf erhielt Galen durch seine einflussreichen Gönner die Möglichkeit zu öffentlichen anatomischen Sektionen vor ausgesuchten Zuschauern der höchsten Kreise und zu fachlichen Auseinandersetzungen mit Kollegen, die er stets mit scharfer Polemik führte. Vier Jahre ging der Stern des Galen über Rom auf. Dann wurde die Stadt am Tiber im Jahre 166 unvermittelt von einer Seuche heimgesucht, der sogenannten Antoninischen Pest. Nach zeitgenössischer Auffassung, die schon die älteren Autoritäten vertraten, war das einzig hilfreiche Mittel gegen Seuchen, den verseuchten Ort rechtzeitig zu verlassen, dabei weit genug zu fliehen und so spät wie möglich wieder dorthin zurückzukehren. So entschloss sich Galen, Rom zu verlassen.

Der kaiserliche Leibarzt

Zurückgekehrt in das heimische Pergamon, brach er zu einer Reise nach Zypern, Palästina und Lykien auf. Sie sollte pharmakologischen Studien dienen. Doch blieb Galen nicht viel Zeit. Noch im gleichen Jahr forderte ihn kein geringerer als Kaiser Marc Aurel (161–180) auf, ihm als Leibarzt auf einem Feldzug gegen die Markomannen zu Diensten zu sein. Zu diesem Zweck sollte er umgehend nach Aquileia kommen. Doch der Arzt empfand offenbar wenig Neigung, gegen die rebellischen »Germanen« in die Schlacht zu ziehen. Zwar folgte er dem kaiserlichen Geheiss und war spätestens 169 wieder in Italien, erwirkte aber Marc Aurels Erlaubnis, zur medizinischen Versorgung von dessen Sohn und Thronfolger Commodus (180–193) in Rom zu bleiben. Ausgerechnet auf dem Gipfel seiner Karriere als praktizierender Arzt und medizinischer Berater der Kaiser werden die biographischen Informationen in den Quellen erstaunlich spärlich. Bekannt ist, dass Galen dem Hof auch in den folgenden Jahrzehnten eng verbunden blieb. Belegt ist sein Wirken noch zu Zeiten des Septimius Severus, der nach Commodus 193 den Thron bestieg. Eine offizielle Funktion scheint der begehrte Arzt im Dienste der Caesaren aber nie bekleidet zu haben. Neben seinem praktischen Wirken, betätigte sich Galen zugleich überaus produktiv als Verfasser medizinischer Werke.

Schriften für eine komplette Bibliothek

Der genaue Umfang seiner schriftstellerischen Tätigkeit ist unbekannt, doch wird Galen – unter Berücksichtigung der inzwischen identifizierten pseudogalenischen Abhandlungen –die Verfasserschaft von mehr als 330 Werken zugeschrieben. Den Quellen zufolge ging Galens umfangreiche Bibliothek bei einem Brand ihres Verwahrungsortes, des Paxtempels, in Flammen auf. Dabei wurden auch eigene Manuskripte vernichtet.

Neben vielen anderen grundlegenden und systematischen Erläuterungen zur zeitgenössischen Heilkunde, die die Entwicklung der Medizin über nahezu einenhalb Jahrtausende prägen sollten, steht der Name Galens vor allem für die Verfeinerung der hippokratischen Humoralpathologie mit ihrer Lehre von den vier Körpersäften. Galen ergänzte die Viererschemata von Elementen, Säften und Qualitäten um die vier Kardinalorgane, Lebensalter sowie Tages- und Jahreszeiten, die er zueinander in Beziehung setzte. Zugleich resultierten aus diesem hippokratisch-galenischen Denkmodell in seiner mittelalterlichen Weiterentwicklung auch die vier Temperamente, die durch die individuelle Zusammensetzung der Körpersäfte bestimmt wurden. So überwiegt bei dem sogenannten Sanguiniker das Blut (lat.: sanguis), beim Phlegmatiker der Schleim (grch.: Phlégma), beim Choleriker die gelbe Galle (grch.: cholē). Die Deutung und Behandlung von Erkrankungen leitete sich direkt von diesem System ab. Das jeweilige Temperament machte nach zeitgenössischer Auffassung seinen Träger in besonderer Weise anfällig für bestimmte Krankheiten. Die Lepra beispielsweise wurde dieser Interpretation zufolge durch ein Übermaß an sogenannter schwarzer Galle ausgelöst. Einem Stoff, der im menschlichen Körper nicht existiert und den Medizinhistorikern bis heute Rätsel bei der Identifizierung aufgibt. Die Natur der Lepra galt in Anknüpfung an die der schwarzen Galle zugeschriebenen Eigenschaften als trocken und kalt. Wer an der Lepra erkrankte, wurde entsprechend als übellaunig und hinterhältig charakterisiert. In dieser Zuschreibung findet sich der schwermütige Melancholiker wieder. Durch seine seelische Verfassung galt er mehr als andere durch eine Lepraerkrankung bedroht.

Nach galenischer Auffassung wird die Heilkunst allein durch eine Theorie der Medizin zu einer Wissenschaft, der alle anderen Wissenschaften dienen. Dies gilt in besonderem Maße für die Logik, Ethik und Physik. Diese Vorstellung begründete das sogenannte »Haus der Heilkunde«, das auf drei Pfeilern ruht, zum Ersten der Physiologie, das heißt, der Lehre und Wissenschaft von den natürlichen Lebensvorgängen (lat.: res naturales), zum Zweiten der Pathologie, also der Lehre von den krankhaften Veränderungen im Organismus (lat.: res contra naturam), und schließlich zum Dritten der Diätetik. Die Diätetik ist ihrerseits unterteilt in die Pharmazeutik und die Chirurgie. Obwohl gemäß den Lehren Galens nur eine einzige Wissenschaft vom menschlichen Körper existiert, umfasst diese doch zwei Bereiche . die Gesundheitspflege (Hygiene) und die Heilkunde (Medizin). Dieser Anordnung zufolge gilt die erste Pflicht des Arztes, die Gesundheit zu erhalten. Die Behandlung von Krankheiten folgt der Gesunderhaltung erst nach.

Obwohl er die Nachwelt durch sein Werk so gut über seine frühen Jahre unterrichtet hat, lässt Galen zum Ende seines Lebens immer weniger Nachrichten zu seiner Person fließen. Das Jahr seines Todes ist unbekannt. Einer byzantinischen Quelle zufolge, soll er 70 Jahre alt geworden sein. Demnach wäre er 199 gestorben. Anderen Interpretationen zufolge soll er bis 202 oder 216 gelebt haben.

Quellen:

C. G. Kühn (Hrsg.), Claudii Galeni Opera omnia, 20 Bde., Leipzig 1821–1833.

Weiterführende Literatur:

Heinrich Schlangen-Schöningen, Die römische Gesellschaft bei Galen. Biographie und Sozialgeschichte, Berlin 2003.
Julius Rocca, Galen on the brain. Anatomical knowledge and physiological speculation in the second century AD, Leiden 2003.
Armelle Debru, Le corps respirant. La pensée physiologique chez Galien, Leiden/New York/Köln 1996.
Vivian Nutton (Hrsg.), Galen. Problems and Prospects. A Collection of Papers Submitted at the 1979 Cambridge Conference, London 1981.

RHAZES. ABŪ BAKR MUḤAMMAD IBN ZAKARĪYĀ AR-RĀZĪ

(865–925)

An den Quellen des Wissens

Wenn Aristoteles und Galen in etwas übereinstimmten, so müsse dies wohl die Wahrheit sein. Unterschieden sie sich aber in ihren Ansichten, so werde die Wahrheit dem Verstand nur sehr schwer einsichtig, befand Abū Bakr Muḥammad ibn Zakarīyā ar-Rāzī in einem seiner zahlreichen medizinischen Werke. Während antikes Wissen im frühmittelalterlichen

Abendland weitgehend verloren gegangen war, hatte es sich im Orient bewahrt. Im 6. und 7. Jahrhundert zunächst von nestorianischen Christen an der berühmten Schule im ostpersischen Gondeshapur in die altsyrische Sprache übersetzt, wurde das antike Erbe schließlich in Damaskus und Bagdad direkt ins Arabische übertragen. In diesem einzigartigen Umfeld orientalischer Gelehrsamkeit wirkte ar-Rāzī, im Abendland Rhazes genannt. Einige seiner Abhandlungen sollten später für Jahrhunderte zum grundlegenden Prüfungsstoff mittelalterlicher Universitäten im Abendland werden.

Der Mann aus Raiy

Der Beiname ar-Rāzī, was soviel bedeutet wie »der Mann aus Raiy«, verrät bereits eindeutig die Herkunft seines Trägers. Abū Bakr Muḥammad ibn Zakarīyā ar-Rāzī wurde im Jahre 865 in Raiy in der persischen Provinz Chorasan geboren. Sein Vater, soviel lässt sich aus dem Namen ebenfalls entnehmen, hieß Zakarīyā. Einen seiner Söhne nannte der Arzt Bakr. Der junge ar-Rāzī widmete sich zunächst der Musik und der Chemie. Den Ausführungen arabischer Quellen zufolge zog er sich bei einem fehlgeschlagenen Experiment ein Augenleiden zu. Im Alter von 30 Jahren soll er sich schließlich dem Studium der Medizin zugewandt haben. Sein Lehrer wurde Ibn Zain aṭ-Ṭabarī, der »dem Mann aus Raiy« sowohl die griechische als auch die indische Heilkunst vermitteln konnte. Nach dem Abschluss seiner medizinischen Studien wirkte ar-Rāzī zunächst als Leiter eines Spitals in seiner Heimatstadt Raiy. Doch seine Fähigkeiten bescherten ihm schon bald die Aufmerksamkeit des Hofes in Bagdad. Man ließ den Arzt in die Stadt am Tigris kommen, die in jener Zeit ein Hort der Wissenschaften war. Als medizinischer Berater reiste er von dort an viele Fürstenhöfe, so auch an den des Abū Ṣāliḥ Manṣūr ibn Isḥāq.

Verfasser medizinischer Standardwerke

Ar-Rāzī war ein äußerst fruchtbarer Autor. Der sogenannte *Fihrist*, eine Sammlung arabischer Werke, listet nicht weniger als 116 Bücher und 29 Abhandlungen unter seiner Verfasserschaft auf. Anderen Quellen zufolge sollen es sogar 257

Schriften gewesen sein. Besondere Bedeutung kommt dabei den heilkundlichen Werken zu. Als sein Hauptwerk gilt der *Kitāb al-ḥāwī fi't-ṭibb,* das »Buch der Zusammenfassung der Medizin«. Das darin aufgezeichnete und mit eigenen Beobachtungen angereicherte Heilwissen stützt sich vor allem auf die antiken Autoritäten Hippokrates und Galen, Oreibasios (ca. 325–395), Aetios von Amida (1. Hälfte 6. Jh.) und Paulos von Aigina (7. Jh.). Daneben dienten die Werke älterer arabischer Autoren, vor allem seines Lehrers Ibn Zain aṭ-Ṭabarī, als Quellen. Wie andere arabischsprachige Werke wurde auch »Das Buch der Zusammenfassung der Medizin« einige Jahrhunderte später an der Schule von Salerno nahe Neapel ins Lateinische übersetzt. Als Übersetzer wirkte der jüdische Heilkundige Abū'l-Faraǧ ben Sālim. Unter dem Titel *Continens* (dt. Behältnis oder auch *Comprehensor* wurde das Hauptwerk im Abendland bekannt und 1486 im italienischen Brescia erstmals gedruckt.

Nicht weniger Beachtung fand ar-Rāzīs zweites großes Werk unter dem Titel *Kitāb al-Manṣūrī,* das der Arzt dem Abū Ṣāliḥ Manṣūr ibn Isḥāq gewidmet hatte. In zehn Teilen behandelt die systematisch aufgebaute Schrift die Theorie und Praxis der Heilkunde in ihrer Gesamtheit. Der sogenannte *Liber nonus,* das neunte Buch des Werkes, das sich mit speziellen Therapien von Kopf bis Fuß befaßt *(De curatione aegritudinum, quae accidunt a capita usque ad pedes.),* avancierte an den mittelalterlichen Universitäten zum grundlegenden Prüfungsstoff. Im spanischen Toledo, das sich im 12. Jahrhundert zu einem Zentrum für Übersetzungen orientalischer Handschriften entwickelt hatte, wurde der *Kitāb al-Manṣūrī* durch Gerhard von Cremona († 1187) unter dem Titel *Liber ad Almansorem* ins Lateinische übersetzt.

Ein weiterer Traktat ar-Rāzīs, der sich den Pocken und Masern widmete, erfuhr ebenfalls weite Verbreitung als medizinisches Standardwerk *(Kitāb al-ǧudarī wa'l-Ḥaṣba).* Die Abhandlung basiert auf zahlreichen empirischen Beobachtungen. Ausführlich beschreibt der Arzt darin auch die Symptome und differenziert, die Unruhe des Patienten sei bei den Masern größer als bei den Pocken. Hingegen seien die Schmerzen im Rücken bei den Pocken stärker als bei den Masern. Schließlich zählt zu den bedeutenden Schriften ar-Rāzīs sein Spätwerk unter dem Titel *Kitāb al-Muršid* (dt.: Der Führer), das in seinen 37 Kapiteln medizinische Lehrsätze zu unterschiedlichen Bereichen enthält. Nach einem arbeitsreichen Leben starb ar-Rāzī im Jahre 925 in seiner Heimatstadt Raiy, anderen Quellen zufolge in Bagdad.

Quellen:

Abū Bakr Muḥammad ibn Zakarīyā ar-Rāzī, Kitābu'l-Ḥāwī fi'ṭ-Ṭibb, I–XX, Hyderabad-Deccan 1955–1968.
Abū Bakr Muḥammad ibn Zakarīyā ar-Rāzī, Über die Pocken und Masern, hrsg. von Karl Opitz,Leipzig 1911.

Weiterführende Literatur:

Antoni Oliver Ensenyat/Juan Antoni Cebria i Molina, Al-Razi, el médico de la atatlaya (o Espacio abierto 112), Madrid 2005.
Manfred Ullmann, Die Medizin im Islam, Leiden 1970.
Heinrich Schipperges, Arabische Ärzte: Rhazes (865–925), Haly Abbas (ca. 10. Jahrhundert), Abulcasis (gestorben ca. 1010), Avicenna (980–1037), in: Hrsg. Dietrich von Engelhardt und Fritz Hartmann, Klassiker der Medizin. Erster Band: Von Hippokrates bis Christoph Wilhelm Hufeland, München 1991, S. 31–35.

HALY ABBAS. ʿALĪ IBN AL-ʿABBĀS AL-MAĞŪSĪ

(Mitte des 10. Jh.)

Das königliche Buch

Sein medizinisches Werk galt im Mittelalter lange als arabisches Grundlagenwerk der Heilkunde. Kurz vor dem Beginn der Kreuzzüge gelangte es mit anderen Schätzen orientalischen Heilwissens ins Abendland. Über seinen Verfasser haben sich indes nur wenige biographische Informationen erhalten.

Die genauen Lebensdaten des ʿAlī ibn al-ʿAbbās al-Maǧūsī, im lateinischen Abendland Haly Abbas genannt, sind nicht überliefert. Auch über seinen Werdegang als Heilkundiger schweigen die Quellen. Seinem Beinamen al-Maǧūsī zufolge, was soviel bedeutet wie der »Magier«, handelte es sich bei ihm um einen Angehörigen der im Iran und dem Irak beheimateten Glaubensgemeinschaft der Zoroastrier. Irgendwann nach der Mitte des 10. Jahrhunderts muss es ihn aus seiner persischen Heimatstadt Ahwaz an den Hof des Buyidenherrschers ʿAḍud ad-Daula (949–982) nach Bagdad verschlagen haben, für den er als Arzt wirkte. Es war die Zeit, als im fernen Europa Kaiser Otto I., der Große, die Ungarn auf dem Lechfeld schlug (955). An spezielle Häuser außerhalb von Klostermauern, in denen Kranke gemäß dem heilkundlichen Wissen der Zeit von Ärzten medizinisch versorgt wurden, dachte in Europa noch niemand. ʿAḍud ad-Daula brachte der Medizin in einem Maße Interesse entgegen, dass er 982 ein nach ihm benanntes Hospital in der Stadt am Tigris gründete. Der Überlieferung zufolge wirkten dort 24 Ärzte, darunter spezialisierte Wund- und Augenärzte zum Wohle der Kranken. Seit dem frühen 9. Jahrhundert hatte man sich in Bagdad, der Hauptstadt der Abbassidenkalifen, an die Übersetzung medizinischer Werke in griechischer Sprache ins Arabische gemacht. Zur Lebenszeit des al-Maǧūsī stand das gesamt überlieferte Wissen bereits in Übersetzung zur Verfügung.

Hierauf konnte er seine aus zwanzig Abhandlungen – je zehn theoretischen und zehn praktischen – bestehende medizinische Enzyklopädie mit dem bezeichnenden Titel »Die vollkommene Heilkunst« (arab. Kāmil aṣ-Ṣināʿa aṭ-Ṭibbīya) aufbauen, die auch unter dem Namen »Das königliche Buch« (arab.: al-kitāb al-Malaki) bekannt wurde. Dass sich »Die vollkommene Heilkunst« als Standardwerk bald einer weiten Verbreitung erfreute, liegt neben der Schärfe der darin angestellten medizinischen Beobachtungen auch an der klaren Einfachheit seiner therapeutischen und diätetischen Grundsätze. Die Medizin bezeichnet der Verfasser darin als die »trefflichste, ranghöchste, gewichtigste und nützlichste Wissenschaft, da alle Menschen ihrer bedürfen«. Unter seinen Quellen nennt Haly Abbas neben Hippokrates und Galen auch Oreibasios (ca. 325–395) und Paulos von Aigina (7. Jh.). Gemäß seinem Ziel, ein allumfassendes Kompendium zur Wiederherstellung der Gesundheit zu bieten, umfassen die zwanzig Abhandlungen ein breites Spektrum. Die theoretischen Abhandlungen behandeln unter anderem folgende Themen: 1. Die Elemente, Säfte und

Naturen als theoretische Grundlagen der Medizin. 2. Die Anatomie von Knochen, Fleisch, Drüsen und Haaren. 3. Die Anatomie der zusammengesetzten Organe, wie Muskeln, Augen, Nase, Ohren und dergleichen mehr. 4. Die natürlichen Kräfte und Vermögen, Organfunktionen, Sinneswahrnehmungen. 5. Diätetik, Koitus, Einfluss der geistig seelischen Verfassung auf den Körper und vieles mehr. Die praktischen Abhandlungen geben Empfehlungen zur Behandlung verschiedenster Krankheiten und zu den Heilmitteln.

Liber pantegni, liber regius. Ein Werk und sein Übersetzer

Am Ende des 11. Jahrhunderts, wenige Jahre vor dem Beginn der Kreuzzüge in das Heilige Land, gelangte das enzyklopädische Werk des Haly Abbas durch die an der berühmten Schule von Salerno gefertigten Übersetzungen aus dem Arabischen in das Abendland. Wegbereiter für den Einzug orientalischen Heilwissens in den Westen war ein Mann namens Constantinus Africanus (ca. 1010–1087). Constantinus stammte aus Nordafrika. Das Arabische war seine Muttersprache. Wie er sich nannte, bevor er seine reichen Kenntnisse den Benediktinern zur Verfügung stellte, ist heute unbekannt. Als Drogen- und Kräuterhändler hatte er zahlreiche Reisen unternommen und dabei eine reiche Kenntnis orientalischer Heilmittel erworben. Als er unter der Beschuldigung der Zauberei gezwungen war, seine nordafrikanische Heimatstadt zu verlassen, zog es ihn nach Süditalien. Es ist möglich, dass er bereits vor dem Antritt seines Exils Kontakte nach dorthin unterhielt. Wenngleich italienische Kaufleute weitaus häufiger den Norden Afrikas aufsuchten als muslimische Händler die Häfen Italiens, so ist ihre Präsenz dort doch bezeugt. Der Weg des Exilanten führte zunächst an die berühmte Medizinschule von Salerno und von dort weiter zum Kloster auf dem Monte Cassino. Ob Constantinus dort zum Christentum konvertierte oder bereits als Christ geboren wurde, ist in der Forschung nicht befriedigend geklärt. Abt Desiderius, der spätere Papst Viktor III., nahm ihn wahrscheinlich als Laienbruder des Klosters auf. Von dort aus machte sich Constantinus zu einer dreijährigen Reise in den Orient auf. Sein Ziel war es, medizinische Schriften in arabischer Sprache für die Schule von Salerno zu sammeln. Seine

Mission in Sachen Wissenstransfer war ein voller Erfolg. Bei seinem Tod im Jahre 1087 waren alle Werke, die Constantinus für wichtig erachtet hatte, aus dem Arabischen ins Lateinische übersetzt worden. Unter den ersten Schriften, die in Übersetzung den abendländischen Heilkundigen zugänglich wurden, gehörte neben der Fieberlehre und dem Traktat zur Urindiagnose des um 850 in Kairo geborenen jüdischen Arztes Isaak Judaeus auch das Werk des Haly Abbas. Constantinus gab ihm den Titel *Liber pantegni*, was wörtlich »Die ganze Kunst« bedeutet. Stephanus von Antiochia, der im Jahre 1127 eine zweite Übersetzung vornahm, nannte es *Liber regius*, »Das königliche Buch« (auch: *Regalis dispositio*). Bis der *Liber regius* in der zweiten Hälfte des 12. Jahrhunderts durch die Übersetzung von Avicennas *Qānūn* an Bedeutung überflügelt wurde, gehörte er zu den Grundlagen zeitgenössischer Heilkunde im Abendland. Im Jahre 1492 wurde das Werk erstmals in Venedig gedruckt. Eine zweite, mit lexikalischen Erläuterungen versehene Auflage erschien 1523 in Lyon. Doch so bekannt »Das königliche Buch« im Abendland wurde, so unbekannt blieben die Lebensumstände seines Verfassers.

Quellen:

'Alī ibn al-'Abbās al-Maǧūsī, Kāmil aṣ-Ṣinā'a aṭ-Ṭibbīya (al-kitāb al-Malaki), I-II, Būlāq 1878.

Weiterführende Literatur:

Heinrich Schipperges, Die Assimilation der arabischen Medizin durch das lateinische Mittelalter, (= Sudhoffs Archiv, Beihefte 3), Wiesbaden 1964.
Kay Peter Jankrift, Mit Gott und Schwarzer Magie. Medizin im Mittelalter, Darmstadt 2005.

AVICENNA. ABŪ ʿALĪ AL-ḤUSAIN IBN ʿABD ALLĀH IBN SĪNĀ AL-QĀNŪNĪ
(980–1037)

Fürst der Ärzte

Die Wissenschaft kenne noch keinen großen Lehrer außer ihm selbst, schrieb Abū ʿAlī al-Ḥusain ibn ʿAbd Allāh ibn Sīnā al-Qānūnī in einem seiner selbstverfassten Gedichte. Wie Galen einige Jahrhunderte zuvor hatte der Heilkundige augenscheinlich keine Zweifel an seinen herausragenden Fähigkeiten. Dennoch dürfte er wohl kaum geahnt haben, dass sein Werk unter dem latinisierten Namen Avicenna weit über den Orient hinaus die Medizin und Philosophie des mittelalterlichen Abendlandes prägen und er selbst viele Jahrhunderte später gar eine Hauptrolle in Noah Gordons Bestseller-Roman »Der Medicus« spielen sollte.

Werdegang eines großen Gelehrten

Dank seiner überlieferten Autobiografie sind wir verhältnismäßig gut über den Werdegang des Avicenna unterrichtet. Seinen Ausführungen zufolge stammte sein Vater aus Balh, von wo er nach Buchara übersiedelte und in Diensten des Emirs als Verwaltungsbeamter wirkte. Bald darauf heiratete Avicennas Vater und ließ sich mit seiner Frau in dem Dorf Afšana nahe Buchara im heutigen Usbekistan nieder. Dort wurde Avicenna als erstes Kind im Jahre 980 geboren. Nach der Geburt des Bruders übersiedelte die junge Familie nach Buchara, wo zur Ausbildung der Knaben Lehrer zur Unterweisung im Koran und in der schönen Literatur bestellt wurden. Seinen eigenen Worten zufolge beherrschte Avicenna den Koran und so viele Texte der schöngeistigen Literatur schon im Alter von zehn Jahren so gut, dass er seine Umwelt mit seinem herausragenden Wissen beeindruckte. In den folgenden Jahren eignete sich der junge Avicenna einen universalen Wissensschatz an, der auch die Medizin umfasste. Als einer seiner Lehrer erscheint al-Qumrī, der Leibarzt des Emirs Manṣūr ibn Nūḥ. Angesichts seiner hohen Selbsteinschätzung verwundert es nicht, in seiner Autobiographie zu lesen, die Medizin gehöre nicht zu den schweren Wissenschaften. Innerhalb kürzester Zeit habe er darin so brilliert, dass tüchtige Heilkundige sich von ihm unterrichten ließen. Zu dieser Zeit war Avicenna 16 Jahre alt! Um Kranke habe er sich gekümmert, fährt er in seinem Bericht fort, und dabei wertvolle Einsichten in die Behandlungsmethoden gewonnen.

Streicht man die Übertreibungen aus seinem Werk heraus, erscheint Avicenna noch immer als ein offenbar außergewöhnlich talentierter Heilkundiger. Noch in jungen Jahren wurde er zu ärztlichen Konsultationen bei Hof hinzugezogen. Nach dem Ableben des Vaters erbte er dessen stattliches Vermögen. Eine Zeit der Wanderschaft begann, die den Gelehrten an verschiedene Höfe bringen sollte. Dort wirkte er in politischen Ämtern, als Astronom und Arzt. Im Jahre 1015 wurde er Wesir am Hof des Emirs Šams ad-Daula in Hamadan, nachdem er diesen bei einer schweren Kolik behandelt hatte. Doch sollte Avicenna das Amt nicht lange bekleiden. Das Heer war offenbar unzufrieden mit dem neuen Wesir und rebellierte. Avicenna wurde verhaftet und sein Haus geplündert. Als Hamadan nur wenig später durch die Truppen des Emirs von Isfahan eingenommen wurde, gelang es dem klugen Taktiker Avicenna sein Leben zu retten. Eine erneute Kolik Šams ad-Daula war für ihn die glückliche Fügung, in Ehren wieder aufgenommen und in seinem Amt als Wesir bestätigt zu werden.

Die nächsten Jahre verliefen weniger turbulent, und so fand der Gelehrte ausreichend Zeit sich um die Abfassung wissenschaftlicher Werke zu kümmern. Zur Zerstreuung pflegte er einen ausschweifenden Lebenswandel zwischen Wein, Tafelfreuden und Gesang. Als Šams ad-Daula im Jahre 1021 auf einem Kriegszug abermals von Koliken heimgesucht wurde, vermochte auch Avicenna sein Leben nicht mehr zu retten. Nachdem er nicht in die Dienste von Šams ad-Daulas Sohn und Nachfolger treten wollte, tauchte der Heilkundige einige Zeit in Hamadan unter und bereitete seinen Wechsel an den Hof des verfeindeten Emirs von Isfahan vor. Dort sollte er die letzten Jahre seines Lebens verbringen. Im Jahre 1037 starb er auf einem Feldzug seines neuen Herrn, des Emirs 'Alā' ad-Daula.

Al-qānūn fi't-Ṭibb – Der Canon medicinae

Avicennas medizinisches Hauptwerk unter dem arabischen Titel *Al-qānūn fi't-Ṭibb*, was wörtlich etwa soviel wie »Grundregel der Gesundheit« bedeutet, avancierte im Orient wie im Abendland für Jahrhunderte zu einem medizinischen Standardwerk. In Toledo durch Gerhard von Cremona († 1187) erstmals ins Lateinische übersetzt, überflügelte der *Canon medicinae* alsbald den *Liber Regius* des Haly Abbas (Mitte des 10. Jh.). Die beiden ersten Bücher des umfangreichen Werkes behandeln Anatomie, Physiologie und Arzneimittellehre. Im dritten Buch sind nach galenischem Schema die Krankheiten von Kopf bis Fuß sowie die Empfehlungen zu deren Behandlung aufgeführt. Das vierte Buch gilt der Fieberlehre, das fünfte und letzte schließlich den Heilmitteln. Dem Verfasser kam es darauf an, mit seinem Werk eine systematische und untergliederte Übersicht zu präsentieren, die sich in besonderem Maße für den medizinischen Unterricht eignete. Trotz der hohen Bedeutung des Werkes für die Entwicklung der mittelalterlichen Medizin fehlt erstaunlicherweise eine moderne kritische und kommentierte Textedition. Bei der punktuellen wissenschaftshistorischen Untersuchung von Avicennas Ausführungen zur Augenheilkunde stellte sich heraus, dass dieser große Textmengen wortwörtlich von Galen übernommen hat. Die eigenen Erfahrungen und Beobachtungen, die Avicenna dem Text hinzufügen wollte, sind nach dem Zeugnis eines seiner Schüler verloren gegangen.

Quellen:

Liber canonis de medicinis cordialibus et Cantica. Ab Andrea Alpago Rbellunensi restituiti, Venedig 1527.
Avicennae Liber Canonis. Traslato a Geradrdo Cremonesi in Toledo ab arabice in latinum, Venedig 1597.

Weiterführende Literatur:

Gotthard Strohmaier, Avicenna, München ²2006.
Henrik Lagerlund (Hrsg.), Forming the mind. Essays in the internal senses and the mind/body problem from Avicenna to the medical enlightment, Berlin 2007.
David C. Reisman (Hrsg.), Before and after Avicenna. Proceedings of the first conference of the Avicenna Study Group, Leiden 2003.

ABULCASIS. ABŪ'L-QĀSIM ḤALĀF IBN AL-ʿABBĀS AZ-ZAḤRĀWĪ
(gest. um 1010)

»Behandlung mit der Hand« oder die Blüte der arabischen Chirurgie

Hell strahlte der Glanz über *al-Andalus* hinaus. Unter den Omaijaden entfaltete Córdoba im 10. Jahrhundert seine höchste Blüte als kulturelles und geistiges Zentrum auf der Iberischen Halbinsel. Rund 100.00 Menschen lebten zu dieser Zeit Schätzungen zufolge in der Stadt, die über ein fortschrittliches Berwässerungssystem verfügte. Ein Garten Eden, in dem Dattelpalmen, Zuckerrohr, Feigen und Reis gediehen und der kostbare Safran geerntet wurde. Ohne Zweifel vermochte dieses Córdoba mit dem fernen Bagdad zu konkurrieren, wo die Abbasiden der omaijadischen Herrschaft im Jahre 749 ein blutiges Ende bereitet und das Kalifat an sich gerissen hatten. Nur der Omaijade ʿAbd ar-Raḥmān I., der den Beinamen »der Flüchtling« (arab.: ad-Daḫil) erhielt, war dem Massaker entkommen. Er hatte 756 das Emirat von Córdoba begründet. Nun, knapp zweihundert Jahre später, rief sein Nachfahre ʿAbd ar-Raḥmān III. (912–961) das omaijadische Kalifat des Westens aus. Unter dessen Nachfolger al-Hakam II. (961–967) wurde Córdoba, das Schätzungen zufolge inzwischen 100.000 Einwohner zählte, zu einem Hort der Wissenschaften. Unzählige Bücher ließ er in seiner Bibliothek zusammentragen. In diesem Umfeld wirkte Abū'l-Qāsim Ḥalāf ibn al-ʿAbbās az-Zaḥrāwī, dem die Scholastiker den lateinischen Namen Abulcasis gaben. Sein großes Werk beeinflusste die abendländische Chirurgie nachhaltig. Über die Person des Heilkundigen ist indes wenig bekannt.

Ein arabischer Chirurg und sein Werk

Wann und wo Abulcasis geboren wurde, ist nicht überliefert. Auch über seinen Werdegang schweigen die Quellen. Fassbar wird er in seinem Wirken als Leibarzt der omaijadischen Kalifen 'Abd ar-Raḥmān III. und al-Hakam II. ab der zweiten Hälfte des 10. Jahrhunderts. In der Einleitung zu seinem bedeutenden chirurgischen Werk mit dem Titel *Kitāb at-Taṣrīf*, dem »Buch der Verordnung« bemerkt er, dass es dem Namen nach zwar viele, in der Praxis aber nur wenig Ärzte gebe, wie schon Hippokrates festgestellt habe. Insbesondere aber treffe dieses für die Chirurgie zu. »Das Buch der Verordnung« ist in 30 Bücher unterteilt, in denen sich als Quellen einmal mehr die älteren Autoritäten Oreibasisos (ca. 325–395) und Paulos von Aigina (7. Jh.) sowie daneben der indische Sušruta nachweisen lassen. Angereichert wird das Material mit präzisen Beobachtungen aus der eigenen Praxis zur Behandlung von Frakturen und Luxationen oder zur Kauterisation. Besondere Bedeutung als Stoff an den Universitäten erlangte die 30. Abhandlung des Kompendiums, die mit dem Titel *Al-'amal bi'l-yād,* »die Behandlung mit der Hand« überschrieben ist. Dieses chirurgische Lehrbuch bietet eine systematische Behandlung der Chirurgie in Theorie und Praxis. Behandelt werden neben der Blutstillung, der Kompression und dem Verbinden wie Vernähen der Wunden unter anderem die Kauterisation mit Bezeichnung bestimmter Körperstellen zum Ansetzen des Glüheisens. Zur Sprache kommen ferner die Möglichkeiten zur Schmerzstillung bei Eingriffen. Hierfür nennt Abulcasis unter anderem sogenannte Schlafschwämme, die mit Opium, Mandragora, Hyoscyamus und anderen Substanzen getränkt werden sollten.

Neben allerlei Ausführungen zur Chirurgie finden sich in dem Werk auch neuartige Empfehlungen zur Geburtshilfe. Unter den Instrumenten, die Abulcasis in diesem Zusammenhang empfiehlt, taucht erstmals auch eine Geburtszange mit gekreuzten Löffeln in beinahe kreisförmiger Kopfkrümmung auf. Sie zählen zu den zahlreichen Instrumenten vom Messer über Sägen und Sonden, die in den weit verbreiteten Kopien des Werkes immer wieder abgebildet wurden. Bis weit in das 18. Jahrhundert hinein sollte sich ihre Form nicht verändern und auch das heutige Chirurgenbesteck weist noch immer deutliche Gemeinsamkeiten mit seinen mittelalterlichen Vorgängern auf.

Erstmals durch Gerhard von Cremona im 12. Jahrhundert in Toledo übersetzt, prägte das Werk des Abulcasis späterhin die chirurgische Ausbildung in Frankreich und Italien. Die bedeutendsten Chirurgen ihrer Zeit, unter ihnen Roger Frugardi († 1195), Wilhelm von Saliceto († 1285) und sein Meisterschüler Lanfranc von Mailand († vor 1306) stützten sich auf die Autorität des arabischen Chirurgen aus Córdoba, ebenso der unter anderem an den Universitäten von Montpellier und Bologna ausgebildete Heilkundige Guy de Chauliac († 1368), Leibarzt mehrer Päpste in Avignon. Im Jahre 1519 wurde das Werk des Abulcasis zu Augsburg erstmals gedruckt.

Sein Autor war mehr als 500 Jahre zuvor – irgendwann um 1010 – gestorben. Das genaue Jahr ist ebenso unbekannt wie der Tag. Doch neigte sich in diesen Jahren die Blüte des Kalifats von Córdoba, das seit 1002 in Nachfolgewirren zerrüttet war, schon wieder dem Ende zu.

Quellen:

Abū'l-Qāsim Ḫalāf ibn al-'Abbās az-Zaḥrāwī, La chirurgie d`Abulcasis, Frankfurt am Main 1996 [Nachdruck der Ausgabe, L. Leclerc (Hrsg.), Paris 1861].

Weiterführende Literatur:

Mario Tabanelli, Abulcasi, un chirurgico arabe dell'alto mediaevo, Florenz 1961.
Martin S. Spink/Geoffrey L. Lewis, Abulcasis. On surgery and instruments, Cambridge 1973.
Kay Peter Jankrift, Europa und der Orient im Mittelalter, Darmstadt 2007.

MOSES MAIMONIDES. ABŪ 'AMRĀN MŪSĀ IBN 'UBAID ALLĀH IBN MA'IMŪN
(1135/1138–1204)

Der bedeutendste jüdische Heilkundige und Religionsphilosoph des Mittelalters

Jüdischen Heilkundigen kam während der mittelalterlichen Jahrhunderte eine wichtige Rolle zu. Mit ihrer regen Übersetzertätigkeit machten sie einen großen Teil des arabischsprachigen Wissensschatzes aus dem Orient für die abendländische Medizin nutzbar. Da der Heilkunde im Judentum von jeher eine herausragende Stellung zukam, wurde besondere Sorgfalt auf die Ausbildung jüdischer Ärzte verwandt. Häufig wurde das heilkundliche Wissen in jüdischen Familien von Generation zu Generation weitergegeben. Doch jüdische Heilkundige wirkten nicht nur am Krankenlager ihrer Glaubensgenossen, sondern – nicht selten gegen kirchliche Widerstände – zum Wohle aller, die ihrer Hilfe bedurften. Nicht wenige praktizierten als begehrte Leibärzte an den Höfen der Herrscher oder vom Rat bestellte Stadtärzte. Doch blieb auch ihnen besonders unter christlicher Herrschaft das so häufige Schicksal von Mord, Vertreibung und Flucht nicht erspart. Stellvertretend für die vielen, von deren Wirken nicht mehr als Namen geblieben sind, steht exemplarisch Moses Maimonides als der herausragendste jüdische Arzt und Religionsphilosoph des Mittelalters.

Ein jüdisches Leben im Zeitalter von Reconquista und Kreuzzügen

Abū 'Amrān Mūsā ibn 'Ubaid Allāh ibn Ma'imūn, genannt Maimonides oder nach den Anfangsbuchstaben des hebräischen Namens Rabbi Moše ben Maimon auch RAMBAM, wurde im Jahre 1138 – anderen Angaben zufolge schon am 30. März 1135 – in Córdoba geboren. Die Stadt wie der gesamte Süden der Iberischen Halbinsel wurde zu dieser Zeit von den berberischen Almohaden aus dem Norden Afrikas beherrscht. Sie waren rund fünfzig Jahre nach der Auflösung des omaijadischen Kalifats in kleine Teilreiche 1031, die sogenannten Taifenreiche, von ihren muslimischen Glaubensbrüdern in *al-Andalus* im Kampf gegen die christliche Reconquista zu Hilfe gerufen worden. Den Anstoß hierzu hatte die Rückerorberung der einstigen westgotischen Hauptstadt Toledo durch König Alfons VI. von Kastilien und Léon (1072–1109) am 6. Mai 1085 geboten. Sie hatte die erste Phase der Reconquista vor dem Beginn der Kreuzzüge in den Nahen Osten gekrönt, die nur wenige Jahre später einsetzten. Doch auf den Sieg war alsbald die Ernüchterung gefolgt. Die Almoraviden (arab.: *al-murābiṣūn*) aus dem Maghreb schlugen Alfons' Heer am 23. Oktober

1086 bei Sagrajas. In den Folgejahren war es den neuen muslimischen Herrschern gelungen, die Taifenreiche unter ihre Kontrolle zu bringen und den Christen die Stirn zu bieten.

Wie in anderen Städten unter muslimischer Herrschaft, lebten Juden wie Christen als Angehörige der sogenannten »Völker des Buches« (arab.: *ahl al-kitāb)* weitgehend ohne Bedrückung. Das Recht der *dimma* garantierte ihnen den Schutz von Leben, Eigentum und der bestehenden Gotteshäuser sowie die freie Religionsausübung. Das Zustandekommen dieses »Schutzvertrages« war geknüpft an die Zahlung einer jährlichen Kopfsteuer, der *ğizya*, die schon im Koran erwähnt wird. Die arabische Sprache bestimmte nicht nur den gemeinsamen Alltag von Muslimen, Christen und Juden, sie war auch der Schlüssel zur Wissenschaft. Maimonides' Vater war ein Gelehrter, der als jüdischer Richter in Córdoba wirkte und daher den Beinamen *al-Qurṭubī* trug. Er ließ seinem Sohn auf dieser Grundlage schon während dessen Kindheit eine umfassende Bildung angedeihen. Doch die relativ geschützte gesellschaftliche Stellung von Juden und Christen fand ein jähes Ende, als sich die andalusischen Machtverhältnisse um die Mitte des 12. Jahrhunderts erneut änderten.

Zeitgleich mit dem Beginn des zweiten Kreuzzuges in den Vorderen Orient verstärkten die christlichen Könige der Iberischen Halbinsel zwischen 1147 und 1149 ihren militärischen Druck auf das Almoravidenreich. Im Oktober 1147 gelang den Christen – unterstützt von Kreuzfahrern- zunächst die Einnahme von Lissabon. Wenig später fielen auch die wichtige Hafenstadt Almería sowie in der weiteren Folge die Taifenreiche von Tortosa und Lleida. Mit den Almohaden (arab.: *al-muwaḥḥidūn)* traten nun erneut Berber aus Nordafrika an, um die Herrschaft von den geschwächten Almoraviden zu übernehmen und die Reconquista aufzuhalten. Die Almohaden waren sunnitische Reformer, die den Dschihad insbesondere gegen ihre eigenen Glaubensbrüder, die Alomraviden, führten. Ihnen warfen sie neben irrtümlichen Auslegungen der heiligen Schriften vor allem zu wenig Glaubensstrenge vor. Mit unnachgiebiger Härte hatten sie bis 1148 Marokko unterworfen. Nun folgte Andalusien. Um die Mitte des 12. Jahrhunderts fiel auch Córdoba in ihre Hand. Die Almohaden befolgten eine strenge Auslegung des *dimma* Rechts, das religiöse Minderheiten unter muslimischer Herrschaft bislang geschützt hatte. Sie forderten von Juden und Christen mit aller Härte den Übertritt zum Islam. Der junge Maimonides, der zu dieser Zeit oder kurz zuvor seine *Bar Mitzva* gefeiert haben dürfte und damit als voll für sein Handeln verantwortliches Mitglied der jüdischen Gemeinschaft galt, floh mit seiner Familie aus der Stadt. Wenige Jahre später sollte er die Iberische Halbinsel für immer verlassen. Dass er sich zeit seines Lebens mit dem Ort seiner Geburt verbunden fühlte, zeigt sich deutlich an seinem Beinamen *ha-Sefaradi*, der Spanier, den er für seine Unterschriften verwendete.

Ein langer Weg hatte begonnen. Zwischen 1160 und 1165 ließ sich Maimonides' Familie zunächst im marokkanischen Fez nieder, das ebenfalls von den Almohaden beherrscht wurde. Im Jahre 1165 brachen sie zu einer langen Schiffsreise entlang der nordafrikanischen Küste gen Akkon auf. Die Stadt war zu dieser Zeit der wichtigste Hafen der Kreuzfahrer im heiligen Land. Doch auch dort hielt es Maimonides nicht lange. Wiederum ging es auf Wanderschaft. Dieses Mal hieß das Ziel Ägypten. Dort ließ er sich 1166, zunächst in Alexandria, dann in Fustat nahe Kairo endgültig nieder.

Dann traf ein schwerer Schicksalsschlag die Familie. Maimonides' Bruder David, der als Fernhändler für den Unterhalt der Familie gesorgt hatte, war bei einer Handelsreise im Indischen Ozean ertrunken. Da die religiösen Vorschriften der *Mischna* verbieten, die Lehren der Thora zum finanziellen Erwerb zu gebrauchen, begann Maimonides im Jahre 1170 sein heilkundliches Wissen zu nutzen und als Arzt zu praktizieren. Bald darauf trat er als Leibarzt in die Dienste des 'Abd ar-Rahīm ibn 'Alī al-Baisānī, eines Wesirs des berühmten Sultans Saladin (gest. 1193). Nicht sicher belegen lässt sich, ob Maimonides auch als Heilkundiger für den Sultan selbst wirkte. Hingegen ist gesichert, dass er als Leibarzt von Saladins ältestem Sohn und Nachfolger Al-Afḍal Nūr ad-Dīn am Hof tätig war.

Ein ausgefüllter Tag und der »Führer der Unschlüssigen«

Die Tage des Arztes Maimonides waren lang. Im Spiegel seiner Briefe, die glücklicherweise überdauert haben, gewinnen wir noch heute Eindrücke seines ärztlichen Wirkens. So berichtete er Samuel ibn Tibbon (gest. 1232), der sein großes religionsphilosophisches Werk *Führer der Unschlüssigen* (arab.: *Dalālat al-hā'irīn*) ins Hebräische ubersetzte, im Jahre 1199 von seinem Tagesablauf: »Ich wohne in Fustat, der König wohnt in Kairo. Die Entfernung zwischen den zwei Orten beträgt zwei Sabbatstrecken. Mein Dienst beim König ist sehr schwierig: ich muss ihn täglich morgens besuchen. Fühlt er sich schwach oder ist eines seiner Kinder oder eine seiner Frauen krank, so kann ich Kairo nicht verlassen und bleibe den größten Teil des Tages über im Palaste. Auch kommt es nie vor, dass nicht einer oder zwei Beamte krank sind, mit deren Heilung ich mich beschäftigen muss. Alles in allem: Ich gehe täglich am frühen Morgen nach Kairo, und wenn mich dort nichts aufhält und kein Fall vorliegt, kehre ich nachmittags nach Fustat zurück; früher komme ich nie an. Ich habe Hunger, finde aber alle Hallen voll von Menschen, die die Stunde meiner Rückkehr wissen. Ich steige vom Tisch ab, wasche meine Hände und gehe zu den Leuten hinaus und bitte sehr um ihre Freundlichkeit, auf mich zu warten, damit ich eine Kleinigkeit essen kann, was doch nur einmal am Tage geschieht. Dann komme ich, um sie zu heilen, ihnen Arzneien zu verschreiben und Heilungen ihrer Leiden anzuordnen. Das Kommen und Gehen dauert bis in die Nacht hinein, manchmal, bei der Wahrheit der Thora!, bespreche ich mich mit ihnen bis ans Ende der zweiten Morgenstunde oder länger noch, gebe Anodnungen und rede ihnen zu. Ich muss mich vor Müdigkeit auf den Rücken legen, und mit Eintritt der Nacht kann ich vor äußerer Schwäche nicht mehr reden. Kurz und gut, es kann kein Mensch mit mir sprechen oder mich allein antreffen, außer am Sabbat« (Nach: Heinrich Schipperges; Maimonides (1135–1204), in: Hrsg. von Dietrich von Engelhardt und Fritz Hartmann, Klassiker der Medizin I. Von Hippokrates bis Hufeland, München 1991, S. 61).

Angesichts eines solchen Tagespensums erscheint es erstaunlich, dass Maimonides neben seiner ärztlichen Praxis auch als fruchtbarer Verfasser religionsphilosophischer wie medizinischer Werke tätig war. Seit 1174 wirkte der große Gelehrte zudem als Vorsteher der jüdischen Gemeinde in Kairo (arab.: *ra'īs al-yahūd*) und war damit religiöse Autorität für die Juden Ägyptens, Palästinas und des Jemen. Um 1180 brachte er sein großes, 14bändiges Werk *Mischne Torah* zum Abschluss, mit dessen Abfassung er noch in Andalusien begonnen hatte, ein nahezu unerschöpflicher Kodex mit Kommentaren zu Fragen jüdischer Religionsauslegung und Ethik. Zehn Jahre später, um 1190, legte er in arabischer Sprache sein philosophisches, dem Erbe der aristotelischen Schule verpflichtetes Hauptwerk unter dem Titel »Führer der Unschlüssigen« vor. Umfangreich ist auch Maimonides' medizinisches Schrifttum. So verfasste er Kommentare zu den antiken Autoritäten wie Hippokrates und Galen, Traktate zur Behandlung von Vergiftungen, Asthma , Hämorrhoiden und anderen Gesundheitsstörungen, ärztliche Ratgeber – sogenannte Regimina – zur gesunden Lebensführung wie auch ein Glossar mit den Namen von Pflanzen und Drogen. Diese *Aphorismen* des Maimonides wurden im Laufe des 13. Jahrhunderts mehrfach ins Hebräische und Lateinische übersetzt. Im Jahre 1489 wurde das Werk in Bologna erstmals gedruckt.

Nach einem Leben voller Gelehrsamkeit starb Maimonides im Jahre 1204 in Fustat. Sein Zeitgenosse, der arabische Arzt und Dichter Al-Sa'īd ibn Sīnā al-Mulūk (gest. 1212) soll ihn mit folgenden Worten gewürdigt haben: »Galens Kunst heilte allein den Körper, Abū ʿAmrān hingegen Leib und Seele zugleich. Wie sein Wissen ihn zum Arzt des Jahrhunderts gemacht, so heile er durch seine Weisheit auch die Krankheit der Unwissenheit«.

Quellen:

The medical writings of Moses Maimonides, 5 Bde., Hrsg. von Süßmann Muntner, Jerusalem 1957–1969.
Moses Maimonides, Führer der Unschlüssigen. Übersetzung und Kommentar von Adolf Weiß. Mit einer Einführung von Johann Maier (= Philosophische Bibliothek 184), Hamburg ²1995.

Weiterführende Literatur:

Georges Tamer (Hrsg.), The trias of Maimonides. Jewish, Arabic and ancient culture of knowledge/Die Trias des Maimonides. Jüdische, arabische und antike Wissenskultur (= Studia Judaica 30), Berlin/New York 2005.
Herbert Alan Davidson, Moses Maimonides. The man and his work, Oxford 2005.
Carlos del Valle Rodriguez, Maimónides médico. Una capitula de la historia de la medicina española, Madrid 2005.

Görge K. Hasselhoff, Moses Maimonides (1138–1204). His religious, scientific and cultural Wirkungsgeschichte in different cultural contexts, Würzburg 2004.

Moses Maimonides. Arzt, Philosoph und Oberhaupt der Juden, 1135–1204. Katalog zur Ausstellung in der Börne Galerie im Museum Judengasse, Dependence des Jüdischen Museums. 9. September 2004 bis 9. Juni 2005, Frankfurt am Main 2004.

HILDEGARD VON BINGEN
(1098–1179)

Prophetissa teutonica – Die teutonische Seherin

Hildegard von Bingen ist zweifelsohne eine der bekanntesten Frauen des Mittelalters. Ihre Popularität ist vor allem an eine breite Palette von vermeintlich oder tatsächlich gesundheitsfördernden Produkten von Kräutertees bis zu Brotsorten geknüpft, die wiederum zu Recht oder zu Unrecht mit dem Namen der heilkundigen Äbtissin verbunden werden. Die *prophetissa teutonica*, die teutonische Seherin, wie sie manche ihrer Zeitgenossen rühmten, konnte kaum vorhersehen, dass ihr Name ein knappes Jahrtausend nach ihrem Ableben ein einträgliches Geschäft bedeuten würde.

Die heilkundige Äbtissin

Die im Jahre 1095 aufgebrochenen Teilnehmer des ersten Kreuzzuges hatten die heilige Stadt Jerusalem noch nicht erreicht, als Hildegard 1098 als letztes von zehn Kindern der Edelfreien Hildebert und Mechthild in Bemersheim bei Alzey in Rheinhessen geboren wurde. Nach eigenen Angaben schaute das Mädchen bereits im Alter von drei Jahren ihre ersten Visionen, die ihr später die ehrenvolle Bezeichnung einer »teutonischen Seherin« eintragen sollten. Im Alter von acht Jahren überantworteten ihre Eltern die junge Hildegard zur weiteren Erziehung der Inkluse Jutta von Sponheim († 1136) im Benediktinerkloster Disibodenberg. Der benediktinischen Tradition entsprechend erhielt sie in den folgenden Jahren eine geistliche Erziehung, die entgegen den sonstigen Gewohnheiten im

Falle des Unterrichts für Frauen allerdings auch die sogenannten sieben freien Künste eingeschlossen zu haben scheint. Im Alter von 16 Jahren legte die Novizin Hildegard ihre Profess ab und nahm den Schleier aus der Hand des Bischofs Otto von Bamberg entgegen. Nach dem Tod ihrer Erzieherin Jutta von Sponheim wurde die 38jährige Hildegard zur *Magistra* der inzwischen angewachsenen Gemeinschaft gewählt. Einige Jahre später erreichten ihre Visionen einen Höhepunkt, und sie fühlte sich von einer höheren Stimme berufen, ihre Gesichte niederzuschreiben. Besorgt über ihre Gabe wandte sie sich im Jahre 1147 an eine der führenden geistlichen Autoritäten des 12. Jahrhunderts, den Zisterzienserabt Bernhard von Clairvaux († 1153). Bernhard, der glühende Propagandist des zweiten Kreuzzuges war es, der Papst Eugen III. († 1153) davon überzeugte, auf der Synode von Trier Ende 1147 den versammelten Kardinälen und Priestern aus Hildegards Schriften vorzulesen und ihre seherische Gabe anzuerkennen. Drei Jahre später, 1150, siedelte Hildegard mit ihrem Konvent in das neugegründete Kloster im nahegelegenen Rupertsberg um. Als Äbtissin sorgte sie sich um die nötige Bestandsgarantie für die neue Einrichtung. So übernahm der Erzbischof von Mainz die Schutzherrschaft über das Haus, während Kaiser Friedrich I. Barbarossa († 1190) dem Kloster seinen besonderen Schutz beurkundete. Schließlich gründete Hildegard 1165 in dem verwaisten Augustiner-Kloster Eibingen oberhalb von Rüdesheim ein Tochterkloster, dessen geistliche Leitung sie ebenfalls übernahm. Mehrere Reisen führten die geistliche Dame zwischen 1158 und 1170/71 nach Würzburg und Bamberg, Trier und Lothringen, Siegburg, Köln und Werden und schließlich bis hinein nach Schwaben. Auf diesen Reisen soll sie verschiedentlich Besessene geheilt haben.

Sind es vor allem geistliche Schriften, die das literarische Werk Hildegards prägen, so wirkte die Äbtissin doch auch als eine späte Exponentin des im Ausklang begriffenen Zeitalters der sogenannten Klostermedizin. Die früheste Quelle für ihr heilkundliches Wirken sind die Kanonisationsprotokolle, die Hildegards Hauptwerke aufzählen und darunter neben Schriften theologisch-kosmologischer Ausrichtung auch zwei naturkundlich-medizinische verzeichnen. Abschriften dieser unter den Namen *Physica* und *Cusae et curae* bekannten Werke liegen erst aus der Zeit des 13. Jahrhunderts vor. Hildegard stützt sich darin maßgeblich auf das galenische Modell der Säftelehre, ergänzt dieses jedoch um eine psychisch-ganzheitliche Komponente und verbindet die Erfahrungen der Klosterärzte mit Elementen der Volksmedizin.

Am 17. September 1179 stirbt Hildegard von Bingen im Kloster Rupertsberg. Wie eine Heilige verehrt, setzen bald nach ihrem Ableben Bemühungen zu ihrer offiziellen Kanonisierung ein. Doch der in der ersten Hälfte des 13. Jahrhunderts eingeleitete Kanonisierungsprozess kam nie zu einem Abschluss. Er blieb offenbar im Verwaltungsapparat des Mainzer Erzbistums stecken.

Quellen:

Hildegard von Bingen, Das Buch der Pflanzen. Nach den Quellen übersetzt und erläutert von Peter Ricke, Salzburg 2007.

Hildegard von Bingen, Heilkunde. Das Buch von dem Grund und Wesen der Heilung der Krankheiten, hrsg. und übersetzt von Heinrich Schipperges, Salzburg 41984.

Hildegard von Bingen, Liber compositae medicinae de aegritudinum causis, signis atque curis, in: Hrsg. von J. B. Pitra. Analecta Sanctae Hildegardis Opera Spicilegio Solesmensi parata (= Analecta sacra 8), Monte Cassino 1882, S. 468–482.

Weiterführende Werke:

Victoria Sweet, Rooted in the earth, rooted in the sky. Hildegard of Bingen and premodern medicine (= Studies in medieval history and culture), New York 2006.

Heinrich Schipperges, Hildegard von Bingen, München 52004.

ARNALD VON VILLANOVA
(ca. 1240–1311)

Magie, Medizin und Mystik

Zaubersprüche, mit Fledermausblut geschrieben, schweißgetränkte Leichentücher unter dem Bett oder die abgetrennten Hoden eines Hahns waren die magischen Mittel, mit denen nach gängiger Auffassung der Zeitgenossen des Arnald von

Arnald von Villanova

Villanova männliche Potenzprobleme hervorgerufen werden konnten. Der Gebrauch schwarzer Magie spielte eine nicht unwesentliche Rolle in der mittelalterlichen Konzeption von Krankheit. Ein Arzt, der auch solch angehexten Krankheiten begegnen wollte, musste nicht nur über heilkundliche Kenntnisse verfügen. Und dünn war dabei das theologische Eis, auf das er sich begab. Einer, der dieses wagte, war der Katalane Arnald von Villanova.

Die »Regel der Gesundheit« und »der Spiegel der Medizin«

Vermutlich in Katalonien wurde Arnald von Villanova um 1240 geboren. Der genaue Tag seiner Geburt ist ebenso unbekannt geblieben wie seine Herkunft. Erzogen wurde er von den Brüdern des Dominkanerordens, der von Papst Gregor IX. († 1241) einige Jahre vor Arnalds Geburt mit der Durchführung der Inquisition betraut worden war. Ab etwa 1260 studierte Arnald Medizin und Theologie an den Universitäten von Montpellier und Neapel. Nach Beendigung seines Studiums kehrte er im Jahre 1276 auf die Iberische Halbinsel zurück und begann als Arzt in Valencia zu praktizieren. Offenbar erwies er sich als sehr geschickter Heilkundiger, der sich insbesondere bei der Behandlung von Nierensteinen einen Namen machte. Vermutet wird in der medizinhistorischen Forschung, dass ihm die Bedeutung von Mineralwasser zur medizinischen Therapie bereits bekannt war. Und so trat Arnald als Leibarzt in die Dienste der Könige Peter III. († 1285) und Jakob II. († 1327) von Aragón. Bald nach dem Herrschaftsantritt Jakobs II. im Jahre 1291 verließ der Arzt allerdings seine iberische Heimat, um an der berühmten Universität von Montpellier zu lehren. In diesen Jahren entstanden auch seine bekannten medizinischen Werke, zu denen das *Speculum medicinae* (dt.:Spiegel der Gesundheit) und das *Regimen sanitatis ad regem Aragonensium*, die Gesundheitsregel für den König von Aragón, gehört. Vor allem in spanischen und italienischen Übersetzungen erfuhr der den Grundlagen des Galenismus treue Text in der Folgezeit weite Verbreitung. Daneben spielte Arnald, der wie viele der in Nachbarschaft zu den Muslimen der Iberischen Halbinsel aufgewachsenen Christen das Arabische beherrschte, eine bedeutende Rolle für die Rezeption der arabischen und antiken Philosophie der Medizin in Montpellier. So wirkte er auch als Übersetzer arabischer Werke, etwa der Abhandlung des Avicenna über die Herzstränge.

In Montpellier wandte sich Arnald unter dem Einfluss der Franziskaner einer theologisch-mystischen Richtung zu, die sich auch in seinem Werk widerspiegelt. Sein *Tractatus de adventu antichristi* (dt.: Traktat über die Ankunft des Antichristen), den er im Jahre 1299 abschloss, brachte ihn in den Verdacht der Ketzerei. Die Autoritäten der Pariser Universität und auch der päpstlichen Kurie in Avignon, wo Arnald als Leibarzt Papst Bonifaz' VIII. († 1303) wirkte, erhitzten sich die Gemüter über die Schrift des Heilkundigen. Wohl aus diesem Grund ließ er bei der Abfassung seiner wenig später vorgelegten Schrift *De maleficiis*, die sich ausschließlich angehexten Krankheiten und ihrer Behandlung widmet, größte Umsicht walten, allen Verdächtigungen der Ketzerei entgegenzuwirken. Glaube, Gebet und Frömmigkeitsbezeigungen spielen, gemischt mit gleichfalls magischen Handlungen, die Hauptrolle bei der Behebung angehexter Gebrechen. So tritt uns Arnald in seinem Werk gleichsam als Arzt und mystischer Philosoph entgegen. Die bisweilen unklare Trennlinie hat dazu geführt, ihn in den folgenden Jahrhunderten in die Nähe der Alchemie zu rücken und entsprechende Werke seiner Autorschaft zuzuschreiben.

Am 6. Januar 1311 ertrank der Heilkundige, als sein Schiff vor der Küste von Genua Schiffbruch erlitt.

Quellen:

Arnaldi de Villanova Opera medica omnia, Hrsg. von Luis García-Ballester und Michael R. McVaugh, 17 Bde., Barcelona 1975–2005.
Des Meisters Arnald von Villanova Parabeln der Heilkunst, Darmstadt ²1968.

Weiterführende Literatur:

Kay Peter Jankrift, Kräfte zwischen Himmel und Erde. Magie in mittelalterlichen Krankheitskonzeptionen, in: Hrsg. Walter Bruchhausen, Hexerei und Krankheit. Historische und ethnologische Perspektiven (= Medizin und Kulturwissenschaft. Bonner Beiträge zur Geschichte, Anthropologie und Ethik der Medizin 1), Münster 2003; S.23–46
Manfred Gerwing, Vom Ende der Zeit. Der Traktat des Arnald von Villanova über die Ankunft des Antichrist in der akademischen Auseinandersetzung zu Beginn des 14. Jahrhunderts (= Beiträge zur Geschichte

der Philosophie und Theologie des Mittelalters, Neue Folge 45), Münster 1996.

Peter Strauss, Arnald von Villanova, deutsch unter besonderer Berücksichtigung der »Regel der Gesundheit«, Heidelberg 1963.

Paul Diepgen, Arnald von Villanova als Politiker und Laientheologe von 1299 bis Herbst 1308, Berlin 1909.

GUY DE CHAULIAC
(Ende 13. Jh.–1368)

Die »Große Chirurgie«, der Schwarze Tod und der Leib des Papstes

»Die Kirche schrickt vor dem Blut zurück« (*Ecclesia abhorret a sanguine*). So lautete der einheitliche Tenor der Konzilien des 12. Jahrhunderts, bis schließlich das Vierte Lateranum im Jahre 1215 Klerikern ausdrücklich die Ausübung der Chirurgie verbot. An den medizinischen Fakultäten, die an den noch jungen Universitäten wenige Jahre später eingerichtet wurden, hatte die Chirurgie einen zusehends schweren Stand. Doch gerade in Montpellier, gewissermaßen im Schatten des trutzigen Papstpalastes in Avignon, gelangte sie im 14. Jahrhundert zu höchster Blüte. Einer ihrer herausragendsten Vertreter war Guy de Chauliac.

Vom Bauernsohn zum universitär gebildeten Heilkundigen

Das Gévaudon im Nordwesten des Département Lozère, unterhalb des französischen Massif Central gelegen, ist bis heute eine arme Region geblieben. Im 18. Jahrhundert war sie Schauplatz der mysteriösen und furchteinflößenden Geschehnisse um das »Tier von Gévaudon«, das unlängst ein französischer Film unter dem Titel »Pakt der Wölfe« für ein großes Kinopublikum wieder zum Leben erweckt hat. Lange vor diesen Ereignissen, an einem nicht mehr näher bestimmbaren Tag gegen Ende des 13. Jahrhunderts, wurde dort Guy de Chauliac in dem kleinen Ort Chaulhac als Sohn von Bauern geboren.

Diese Herkunft prädestinierte ihn in jener Zeit scharfer gesellschaftlicher Trennungen nicht eben für eine geistliche

Laufbahn und ein Universitätsstudium. Einer Legende zufolge zeigte sich der junge Guy so geschickt bei der Behandlung eines komplizierten Beinbruchs, an dem sich erfahrene
Wundärzte zuvor vergeblich versucht hatten, dass er eine Art
visionärer Berufung zum Chirurgen erfuhr. Da in solchen
Überlieferungen oftmals ein wahrer Kern steckt, ist nicht aus-
zuschließen, dass Guy von Chauliac ein gewisses Talent in der
Heilkunde an den Tag legte, das hochgestellte Förderer auf-
merksam werden ließ. Fest steht, dass sich die Freiherren von
Mercoeur seiner Förderung annahmen und ihm ermöglichten,
eine geistliche Laufbahn einzuschlagen und später ein Medizinstudium aufzunehmen. Dieses führte ihn an die renommiertesten medizinischen Fakultäten seiner Zeit. Er begann
seine heilkundliche Ausbildung in Montpellier, wo seit 1220
medizinischer Unterricht erteilt wurde. Von dort begab er sich
nach Bologna. Auch dort pflegte man bereits seit einem Jahrhundert das Studium der Medizin. Papst Honorius III. († 1227)
hatte der bereits im 11. Jahrhundert entstandenen Universität
im Jahre 1219 die Einrichtung einer medizinischen Fakultät
bestätigt. Toulouse und Paris waren wahrscheinlich weitere
Stationen auf seinem Weg. Im Jahre 1325 erwarb er den medizinischen Magistergrad in Montpellier und begann anschließend in Lyon und Avignon zu praktizieren. Die Stadt an der
Rhône war zu dieser Zeit Sitz der Päpste. Unter Papst Clemens
V. († 1314) war die Kurie 1309 im Umfeld des spektakulären
Prozesses gegen den Templerorden von Rom nach Avignon
übergesiedelt, das an der damaligen Grenze des Königreichs
Frankreich lag. Bis heute zeugt dort der trutzige Papstpalast
von der rund siebzigjährigen Präsenz der Kirchenoberhäupter.
Als Guy de Chauliac 1325 seinen universitären Abschluss erwarb, saß Papst Johannes XXII. († 1334) bereits seit neun Jahren
auf dem Stuhl Petri. Im sogenannten »Armutsstreit« mit den
Franziskanern, der als Motiv in den Handlungsrahmen von
Umberto Ecos Bestseller-Roman »Der Name der Rose« eingeflossen ist, hatte Johannes im Jahre 1323 endgültig die Lehre
von der Armut Christi und seiner Apostel verdammt.

Der päpstliche Leibarzt

Neben seiner ärztlichen Tätigkeit war Guy de Chauliac auch Priester in seiner Heimatdiözese Mende. Doch dürfte er sich stets mehr mit der Medizin, denn mit der praktischen Ausübung geistlicher Ämter beschäftigt haben. Jedenfalls vollendete er irgendwann zwischen 1330 und 1350 seine »Kleine Chirurgie«, eine geordnete Sammlung chirurgischer Rezepte. Bald nachdem Clemens VI. († 1352) im Jahre 1342 den Stuhl Petri in Avignon eingenommen hatte, bestellte er Guy zu seinem Leibarzt. Für eine ausreichende finanzielle Ausstattung des Heilkundigen war mit der Erteilung eines Kanonikats in Lyon 1344 gesorgt. Weitere Kanonikate sollten 1353 in Reims und 1367 in Mende folgen. In seiner Stellung als päpstlicher Leibarzt hatte Guy von Chauliac Kontakt zu einigen der großen Persönlichkeiten seiner Zeit. Für den blinden König Johann von Böhmen († 1346), den Vater Kaiser Karls IV., verfasste er ein Regimen, eine Schrift mit heilkundlichen Empfehlungen. Nach einem fehlgeschlagenen Eingriff in Montpellier war der zuvor nur auf einem Auge blinde Monarch vollkommen erblindet. Im Jahre 1339 war ein Krieg zwischen England und Frankreich ausgebrochen, der als »Hundertjähriger Krieg« in die Geschichtsbücher einging. Der blinde König fiel 1346 in der Schlacht bei Crécy, in die er sich – auf französischer Seite kämpfend – hatte führen lassen.

Die größte Herausforderung seiner ärztlichen Tätigkeit erlebte Guy von Chauliac im Jahre 1348. Über weite Teile Europas war ein Massensterben zuvor unbekannten Ausmaßes hereingebrochen – der Schwarze Tod. Die Ärzte des 14. Jahrhunderts waren machtlos gegen die Seuche. Sie versuchten ihren Ausbruch auf der Grundlage antiker Lehren mit schlechten Ausdünstungen, den sogenannten »Miasmen«, zu erklären. Der umbrische Arzt Gentile da Foligno, der selbst dem Schwarzen Tod zum Opfer fiel, hatte 1348 sein Modell vom Pesthauch entwickelt. Diesem zufolge waren es krankheitserregende Ausdünstungen, die vom Land und vom Wasser aufgestiegen waren und sich dann in todbringender Weise wieder auf der Erde niederschlagen sollten. Der giftige Pesthauch wirkte tödlich, wenn er von den Menschen eingeatmet würde. Den Beginn des Seuchengeschehens hatte da Folignos Ausführungen gemäß eine ungünstige Sternenkonstellation markiert, die sich einige Jahre vor dem Ausbruch des Schwarzen Todes ereignet hatte. Auf der Grundlage dieses Modells erstellten die größten ärztlichen Autoritäten Frankreichs auf Anordnung König Philipps VI. von Valois († 1350) im Spätsommer des Jahres 1348 das sogenannte Pariser Pestgutachten. Im Einklang mit den Empfehlungen der antiken Autoritäten erhielt es Verhaltensratschläge, von denen der nachdringlichste der zur Flucht aus dem verseuchten Ort war. Vielleicht war auch Guy de Chauliac als einer der großen Heilkundigen dieser Zeit an der Erstellung des Gutachtens beteiligt. Immerhin sind auch aus seiner Feder Verhaltensempfehlungen in Pestzeiten überliefert. Fest steht, dass er in Avignon ausharrte. Resigniert resümierte er im Angesicht des Massensterbens, alle Barmherzigkeit sei tot und alle Hoffnung zerschlagen.

Guy de Chauliac überstand den Schwarzen Tod und auch die Pestepidemien in ihrem Gefolge, die nur wenige Jahre später erneut nahezu allerorts wüteten. Nach dem Ableben Clemens VI. im Jahre 1352 wirkte er weiterhin als Leibarzt an der päpstlichen Kurie. Im Jahre 1363 legte er mit seinem *Inventarium seu collectorium chirurgiae*, der sogenannten »Großen Chirurgie«, die lange Zeit maßgebende Schrift der Wundarznei vor, die in ganz Europa Verbreitung finden sollte. Durch die Ausführungen in seinem Werk tritt uns Guy de Chauliac bis heute in sehr persönlicher Form entgegen. So betont er, ein Chirurg solle dem Kranken freundlich und seinen Kollegen wohlwollend gegenübertreten. Weise solle er seine Vorhersagen treffen, sich mitleidig und barmherzig geben und niemandem Geld abnötigen. Einzig den Lohn dürfe er verlangen, der seiner Arbeit, den Mitteln des Kranken, dem erzielten Ergebnis und seiner Würde entsprächen.

Im Jahre 1368 starb Guy de Chauliac in oder bei Lyon.

Quellen:

Guigonis de Caulhiaco (Guy de Chauliac). Inventarium sive Chirurgica magna, hrsg. von Michael R. MacVaugh (= Studies in ancient medicine 14,1 u. 14.2), 2 Bde., Leiden 1997.

Weiterführende Literatur:

Robert Dumas, Histoire des hôpitaux Saint-Eloi et Gui de Chauliac à Montpellier, Montpellier 2005.

Sabine Tittel, Die »Anatomie« in der »Grande chirurgie« des Gui de Chauliac. Wort- und sachgeschichtliche Untersuchung und Edition (= Beihefte zur Zeitschrift für romanische Philologie 328), Tübingen 2004.

Agostino Paravicini Bagliani, Der Leib des Papstes. Eine Theologie der Hinfälligkeit, München 1997.

GIROLAMO FRA CASTORO

(ca. 1478–1553)

Franzosenkrankheit, der Hirte Syphilos und das Quecksilber

Als die Schiffe des Columbus nach langer Seereise wieder in ihren Heimathafen einliefen, brachte die Besatzung wahrscheinlich einen unliebsamen Gast namens *Treponema pallidum*, die blasse Spirochäte, aus der neuen in die alte Welt. Die von dieser hervorgerufene infektiöse Geschlechtskrankheit, die sich am Ende des 15. Jahrhunderts ihren Weg durch Europa bahnen sollte, erhielt von den Zeitgenossen viele Namen. Sie war zuerst im Gefolge des französischen Königs Karl VIII. († 1498) während der Belagerung von Neapel aufgetaucht und äußerte sich schon 1496 auch im deutschsprachigen Reichsgebiet. Die Franzosen nannten sie »Mal de Naples«. Anderorts erhielt sich die Bezeichnung »Franzosenkrankheit«, »Malfranzos« oder »Morbus gallicus«. Dass sie schließlich ihren Namen »Syphilis« erhielt, ist das Resultat eines Lehrgedichts des Veroneser Arztes und Humanisten Girolamo Fracastoro, das im Jahre 1530 erstmals erschien.

Ein Heilkundiger und sein Konzept der Kontagion

Girolamo Fracastoro wurde wahrscheinlich 1478 als sechster Sohn der Patrizier Paolo Fillipo Fracastoro und dessen Ehefrau Camilla Moscarelli in Verona geboren. Der Knabe war mit zusammengewachsenen Lippen geboren, die durch einen chirurgischen Eingriff getrennt werden mussten. Die zu jener Zeit keinesfalls riskolose Operation überstand er offenbar ohne nennenswerte Komplikationen und möglicherweise gar ohne größere Narben. Die Mutter verstarb früh an den Folgen eines Blitzschlages, so dass der Vater sich allein um die Erziehung seiner drei Töchter und vier Söhne sorgen musste. Dem Stand der Familie gemäß erhielt Girolamo eine umfassende humanistische Ausbildung, bevor er 1490 in Padua das Studium der Mathematik, der Astronomie sowie der Philosophie und wenig später auch der Medizin aufnahm. Im Jahre 1502 ernannte ihn die Universität Padua zum *Consiliarius anatomicus*. In dieser Funktion wirkte er, bis die Universität im Angesicht des herannahenden Krieges zwischen Maximilian I. und den Venezianern geschlossen wurde. Fracasotoro wandte sich daraufhin für einige Zeit nach Friaul an die Akademie in Pordenone. Doch der Aufenthalt an dem Literatenzentrum war von kurzer Dauer.

Im Alter von etwa 40 Jahren kehrte Girolamo Fracastoro in seine Heimatstadt Verona zurück und praktizierte dort als Arzt. Der Heilkundige stand bei seinen Zeitgenossen in hohem Ansehen. Als Papst Paul III. am 15. Dezember 1545 das Konzil von Trient eröffnete, war der bereits betagte Fracastoro als ärztlicher Betreuer der Legaten tätig. Auf seine Warnung vor einer Typhusepidemie hin wurde das Konzil 1547 nach Bologna verlegt. Sechs Jahre später, am 8. August 1553 starb Fracastoro wahrscheinlich an den Folgen eines Schlaganfalls.

Sein ärztliches Wirken war bestimmt von dem durch ihn entworfenen Konzept unsichtbarer, spezifischer Krankheitssamen. Sie waren nach Fracastoros Auffassung verantwortlich für die verschiedenen Arten von Ansteckung, deren Grundlage auf dem Wechselspiel von Antipathie und Sympathie beruhte. Im Jahre 1546 erschien in Venedig seine Abhandlung mit dem Titel *De sympathia et antipathia rerum liber unus. De contagione et contagionis morbis et curatione.* Erstmals wurden darin die ansteckenden Krankheiten zusammenfassend dargestellt. Für die »Ansteckung« bedurfte es nach Fracastoros Modell naturgemäß eines »Zündstoffs«. Dieser konnte in direktem Kontakt von einem auf den anderen Menschen übertragen werden und auf diese Weise Ansteckung bewirken. Er konnte aber auch über die Bekleidung, Gegenstände oder die Luft weiterübertragen werden. So ging der Arzt davon aus, dass etwa in Holz als einem porösen Material, wenn es von Infektionskranken berührt wurde, ein Zündstoff in Form von Gift entstehen könnte. Durch Fäulnisprozesse im menschlichen Körper würden die Keime schließlich hervorgebracht und könnten sich über große Distanzen verbreiten, um bei Einatmung infizierend zu wirken.

Einige Jahre vor seinem Werk über die Kontagien hatte der literarisch gebildete Fracastoro ein Lehrgedicht mit dem Titel *Syphilidis sive morbi gallici libri tres*. Die Hauptfigur dieses Werkes, das sich der zu dieser Zeit neuen Geschlechtskrankheit und ihrer Behandlungsmöglichkeiten annimmt, ist ein Hirte namens Syphilos. Hiervon abgeleitet, setzte sich der Name Syphilis für die neue Geschlechtskrankheit im Laufe der Zeit durch. Der inhaltliche Kern des 1346 Hexameter umfassenden Gedichts lässt sich knapp so wiedergeben: Als der Hirt Syphilos die Götter gegen sich aufbringt, wird er mit Krankheit bestraft, erfährt aber im Laufe der Handlung auch von dem heilbringenden Guajakholz. Neben dem aus der neuen Welt importierten und deshalb teueren Guajak wurde die »Franzosenkrankheit« vorwiegend mit Quecksilber behandelt, was für die Patienten große gesundheitliche Risiken barg. Erst einige Jahrhunderte später sollten Medikamente zur Verfügung stehen, um die Infektion wirksam zu behandeln.

Quellen:

Hieronymus Fracastoro. Drei Bücher von den Kontagien, den kontagiösen Krankheiten und deren Behandlung. Übersetzt und eingeleitet von V. Fossel (= Klassiker der Medizin 5), Leipzig 1910.

Girolamo Fracastoro, Lehrgedicht über die Syphilis. Herausgegeben und übersetzt von G. Wöhrle (= Gratia. Bamberger Schriften zur Renaissanceforschung 18), Bamberg 1988.

Weiterführende Literatur:

Alessandro Pastore (Hrsg.), Girolamo Fra castoro: fra medicina, filosofia e scienze della natura. Atti del Convegno Internazionale dei Studi in Occasione del 450 Anniversario della Morte, Verona/Padova 9–11 ottobre 2003, Florenz 2006.

Jörn Henning Wolf, Girolamo Fracastoro (ca. 1478–1533), in: Hrsg. von Dietrich Engelhardt und Fritz Hartmann, Klassiker der Medizin. Bd. 1. Von Hippokrates bis Hufeland, München 1991, S.69–94.

PARACELSUS. THEOPHRASTUS BOMBAST VON HOHENHEIM
(1499–1541)

Ein Heilkundiger im Kreuzfeuer seiner Zeitgenossen

Kliniken, Apotheken und Straßen tragen seinen Namen. Paracelsus, wie sich Theophrastus Bombastus von Hohenheim selbst zu nennen pflegte, ist heute zweifelsfrei einer der bekanntestes Heilkundigen der Vormoderne. Doch diesen Ruhm sollte ihm erst die Nachwelt bescheren. Bei seinen eigenen Zeitgenossen stieß er mit seinen unkonventionellen Ideen auf Unverständnis und Ablehnung.

Der unverstandene Arzt

Als Sinnbild des Erwachens der abendländischen Medizin im 16. Jahrhundert erscheint heute vor allem der besser unter dem Namen Paracelsus bekannte Theophrastus Bombast von Hohenheim. Geboren 1493 als Sohn des Arztes Wilhelm von Hohenheim und einer namentlich unbekannten Hörigen des Klosters Einsiedeln in der Schweiz, verbringt er Kindheit und Jugend zunächst an seinem Geburtsort. Um 1502, vermutlich nach dem Tod der Mutter, übersiedelte er nach Villach/Kärnten, wo sein Vater bis 1534 als Stadtarzt wirkte. Zunächst unterrichtete der Vater seinen begabten Sohn. Erst 1513, nach Jahren der Wanderschaft und der Sammlung praktischer Erfahrungen, erwirbt Paracelsus 1513 die Zulassung zum Studium an der Medizinischen Fakultät von Ferrara, an der er einen Abschluss als Doktor beider Arzneien (dies ist die zeitgenössische Wendung für die „Innere Medizin" und die „Chirurgie") erwirbt. Auch sein restliches Leben ist durch Wanderschaft bestimmt. Nie bleibt er lange an einem Ort. Im Jahre 1524 findet sich seine Spur in Salzburg, wo er sich als praktizierender Arzt niederlässt und die Arbeiten zu seinen ersten Werken beginnt. Doch die Ruhe währt nicht lan-

ge. Offenbar spielte der unruhige Geist Paracelsus eine aktive
Rolle in dem Aufstand der Salzburger Knappen im Rahmen
des Bauernkriegs. Schon 1525 muss er die Stadt fluchtartig
wieder verlassen und dabei gar seine Habe zurücklassen. Im
folgenden Jahr, nach Wanderungen durch Süddeutschland,
hat ihn sein Weg in das elsässische Straßburg geführt. Am 5.
Dezember 1526 erwirbt er dort das Bürgerrecht und wird als
niederer Wundarzt in die Barbierzunft aufgenommen. Doch
auch in Straßburg hält es Paracelsus nicht lange. Nachdem er
den bekannten Baseler Buchdrucker und Verleger Johannes
Froben zu dessen Zufriedenheit behandelt hat, beruft ihn der
Rat der oberrheinischen Stadt als Stadtarzt und Professor. An
der Universität tut Paracelsus schon bald seine neuen Vorstellungen einer auf Erfahrung beruhenden Medizin kund, in
der philosophische, anthropologische und alchemistische Elemente eine wichtige Rolle spielen. Am 5. Juni 1527 bereits hatte
er sein Vorhaben in einem lateinischen Flugblatt angekündigt.
In der Folgezeit lässt der unbequeme Paracelsus nichts aus,
um sich alle Obrigkeiten der Stadt zum Feind zu machen. Er
hält entgegen den Traditionen seine Vorlesungen in deutscher
Sprache und versäumt es, die Fakultät offiziell um eine »Venia Legendi« oder das Recht zur Promotion zu bitten. Am 24.
Juni 1527 gipfelt Paracelsus' Ablehnung der althergebrachten
Heilkunde in der öffentlichen Verbrennung von Lehrbüchern
der scholastischen Medizin. Hals über Kopf flieht Paracelsus
ein weiteres Mal. Seine nächste Station heißt Colmar. Wanderungen durch das Elsass, Franken und Bayern folgen. Erstmals
verwendet Theophrastus Bombast von Hohenheim nun auch
sein bekanntes Pseudonym Paracelsus. In Sankt Gallen verliert
sich 1531 zunächst die Spur des Rastlosen, der sich in diesem
Jahr verstärkt mit religiösen Fragen beschäftigt. Im Jahre 1536
erscheint in Ulm und Augsburg sein größtes zu Lebzeiten ge-
drucktes Werk, die »Große Wundarzney«. Doch selbst diese
letzte Lebensphase ist von Unrast geprägt. 1540 lässt er sich in
Salzburg nieder, wo er am 24. September des Folgejahres stirbt
und auf dem Armenfriedhof von St. Sebastian seine letzte
Ruhe findet. Seine Zeitgenossen begegneten seinen Theorien
mit Unverständnis. Doch für Paracelsus äußerte sich Krankheit nun einmal als Geist und nicht, wie gemeinhin akzeptiert,
als *corpus*, das man durch Aderlass vertreiben könnte.

Quellen:

Paracelsus. Sämtliche Werke. 1. Abt. Medizinische, naturwissenschaftliche und philosophische Schriften, Hrsg. von Karl Sudhoff, 14 Bde, München/Berlin 1922–1933.

Weiterführende Literatur:

Philip Ball, The devil's doctor. Paracelsus and the world of Renaissance magic and science, London 2006.
Udo Benzenhöfer, Studien zum Frühwerk des Paracelsus im Bereich Medizin und Naturkunde, Münster 2005.
Ole Peter Grell, Paracelsus. The man and his reputation, his ideas and their transformation, Leiden 1998.
Udo Benzenhöfer, Paracelsus, Reinbek bei Hamburg 1997.

AMBROISE PARÉ

(1510–1590)

Schusswunden, Amputationen und ein mitfühlender Chirurg

Pulverdampf und der Geruch des Todes liegen in der Luft. Das Schlachtfeld ist übersät mit Gefallenen und Verwundeten. Dazwischen bemühen sich die Wundärzte, die geschunden, zerstörten Körper zu flicken und zu retten, wer noch zu retten ist. Häufig bleibt nur noch die gefährliche Amputation eines Gliedmaßes. Besonders gefährliche Wunden werden von den Feuerschusswaffen hervorgerufen, die nunmehr in die Kriegführung Einzug gehalten haben. Oft schon hat der königliche Chirurg solche Szenen erlebt und stets danach gesucht, die Leiden der Verwundeten zu lindern und ihnen eine umsichtige Behandlung angedeihen zu lassen. In seinem autobiografischen Bericht über seine zahlreichen Einsätze im Feld tritt uns mit Ambroise Paré nach fünfhundert Jahren ein für seine Zeit außergewöhnlicher Wundarzt entgegen, der in all dem wiederholten Grauen des Krieges nie sein Mitgefühl für die hilfsbedürftigen Verwundeten verlor. Seine Erfahrung bei der Wundbehandlung, die althergebrachte Autoritäten in Frage stellte, rettete Unzähligen das Leben. Noch heute tragen die französischen Militärkrankenhäuser seinen Namen.

Ein Chirurg im Dienste des Königs

»Als wir in der Stadt drin waren, trat ich in eine Scheuer, um mein Pferd und das meines Dieners unterzubringen. Dabei stieß ich auf vier tote Soldaten und drei, die an die Mauer gelehnt waren, weil ihr Gesicht vollständig zerstört war. Sie sahen nichts mehr, sie hörten nichts mehr, sie sprachen nicht mehr, und ihre Kleider flammten noch von dem Kanonenpulver, das sie verbrannt hatte«, (Zitiert nach Ackerknecht) berichtet Ambroise Paré vom Feldzug als Wundarzt im Heer des französischen Königs Franz I. († 1547) nach Turin im Jahre 1536. Seine Beobachtungen auf dem Schlachtfeld lassen ihn mitunter an den Theorien der antiken Autoritäten zweifeln und aufgrund von Erfahrungswissen zum Wohle der Behandelten eigene Wege gehen.

Ambroise Paré stammte aus einem bescheidenen Elternhaus. Um 1510 war er in Bourg-Hersent im heutigen Departement Mayenne in Nordfrankreich geboren. Seine Eltern überantworteten ihn zum Unterricht dem Kaplan im nahegelegenen Laval. Später nahm er bei einem Barbier seine Lehre auf und erlernte bei ihm das Handwerk des Wundarztes. Im Alter von 19 Jahren zog er 1529 nach Paris, wo er am Hôtel Dieu wirkte. Drei Jahre lang hatte er dort nach eigener Aussage regen Anteil an zahllosen chirurgischen Eingriffen. Daneben bildete er sich in der Anatomie weiter, die er anhand der Sektionen menschlicher Leichen – in der Regel erfolgten die Demonstrationen anhand von Schweinekadavern – bei seinem Lehrer Jacques Dubois († 1555) am Collège de Tréguier studierte. Um 1536 trat Paré in königliche Dienste und begleitete als Militärchirurg über mehr als 30 Jahre lang Feldzüge in verschiedene Regionen Europas. Umfassend berichtet er in der 1585 erschienenen vierten Ausgabe seiner gesammelten Werke in autobiografischen Aufzeichnungen unter dem Titel »Rechtfertigung und Bericht über meine Reisen in verschiedene Orte« von seinen jahrzehntelangen Erfahrungen. Es war niemand anderes als Etienne Gourmelen, der Dekan der Pariser medizinischen Fakultät, der den bewährten Chirurgen durch sein starres Festhalten an den Lehren der antiken Autoritäten zur Abfassung dieses Textes geradewegs provozierte. So sind bis heute die Umstände überliefert, die

Paré dazu brachten, neue Wege in der Wundarznei zu be-
schreiten.

Seinen ersten Feldzug unternahm der 26jährige Chirurg im
Jahre 1536. Schusswunden wurden zu dieser Zeit für gewöhnlich mit kochendem Holunderöl kauterisiert, dem ein wenig
des ominösen »Allheilmittels« Theriak zugesetzt wurde. Der
junge Feldchirurg beobachtete nach eigenen Worten zunächst
das Vorgehen seiner erfahrenen Kollegen und tat es ihnen
nach. Doch die Zahl der Verwundeten war zu groß. Das Öl
ging ihm aus. In der Not griff Paré stattdessen auf eine Mixtur
aus Eigelb, Rosenöl und Terpentin zurück. Er berichtet, wie er
von Gewissensbissen geplagt, die Verwundeten wohlmöglich
falsch behandelt zu haben, des Morgens ihre Lager aufsuchte.
Dabei stellte er zu seiner großen Erleichterung fest, dass es
den Verletzten, die auf diese Weise behandelt worden waren,
sehr viel besser ging als jenen, die die schmerzhafte Kauterisation mit heißem Öl hatten über sich ergehen lassen. Fortan
verbannte er kochendes Öl aus seinen Behandlungen. In Turin erfuhr er auch von einem Wundarzt, der ein gut gehütetes
Rezept zur effizienten Behandlung von Schusswunden entwickelt hatte. Paré gelang es nach einiger Zeit, das Vertrauen des
italienischen Kollegen zu gewinnen, der ihm sein Geheimnis
anvertraute. Er behandelte die Wunden mit einem Gemisch
aus Lilienöl, in dem neugeborene Hunde gekocht worden waren sowie Regenwürmern in venezianischem Terpentin. Nach
eigenen Ausführungen war Paré ob dieser Enthüllung froh,
hatte er doch allein durch Zufall eine recht ähnliche Tinktur
entdeckt.

Im Laufe der Jahre sollten sich weitere Entdeckungen ein-
stellen. Zu den bahnbrechendsten Neuerungen gehörte, dass
Paré bei Amputationen im gesunden Fleisch ansetzte und die
Arterien abband. Das Glüheisen, das die arabischen Autoritäten zum Ausbrennen der Wunde empfahlen, lehnte er strikt
ab. Seine Erfolge gaben ihm recht. Zu Beginn seiner Abhandlung zitiert er detailliert mehrere Fälle, in denen seine Patienten
durch seine Methode auch nach schwierigen Eingriffen rasch
genasen und mit Hilfe der von ihm gefertigten Prothesen zumindest einen Teil ihrer Mobilität zurückerlangten. Doch Paré
entwickelte auch chirurgische Instrumente, zog Zähne – wie
für Wundärzte zu dieser Zeit üblich – füllte Zahnlücken mit

Elfenbein und öffnete Schädel mit Hilfe der Trepanation. Der autobiografische Bericht über seine Teilnahme an etlichen militärischen Operationen enthält viele Schilderungen schwieriger Eingriffe, die die Behandelten gut überstanden.

Seit 1542 war Paré Mitglied der Pariser Barbiergilde. Schließlich wurde er im Jahre 1554 – nicht zuletzt aufgrund seiner Verdienste und königlicher Unterstützung – auch ohne die sonst geforderten Lateinkenntnisse in das renommierte Collège de Chirurgie de Saint-Côme aufgenommen. Am 20. Dezember des Jahres 1590 starb er, nachdem er im Dienst von vier französischen Königen gestanden hatte, in Paris.

Quellen:

Ambroise Paré, Rat und erster Chirurg des Königs. Rechtfertigung und Bericht über meine Reisen in verschiedene Orte. Aus dem Französischen übersetzt und eingeleitet von Erwin H. Ackerknecht (= Hubers Klassiker der Medizin und der Naturwissenschaften. Band II), Bern/Stuttgart 1963.
Ambroise Paré, Dix livres de la chirurgie, avec le magasin des instruments nécessaires à icelle, Paris 1561.

Weiterführende Literatur:

Jean-Pierre Poirrier, Ambroise Paré. Un urgentiste au XVIe siècle, Paris 2006.
Evelyne Berriot-Salvadore (Hrsg.), Ambroise Paré (1510–1590). Pratique et écriture de la science à la Renaissance. Actes du Colloque de Pau 6–7 mai 1999, Paris 2003.
Paul Dumaître, Ambroise Paré. Chirurgien de quatre rois de France, Paris 1990.

ANDREAS VESALIUS
(1514–1564)

Galen auf dem Seziertisch

Am 30. Juni des Jahres 1546 trafen im niederrheinischen Wesel der Stadtphysicus Heinrich Linner und ein Wundarzt zu einem nicht eben alltäglichen Unterfangen zusammen. Im Auftrag des Rates sollten sie zum Nutzen und zur Hilfe aller

anderen Frauen einen weiblichen Leichnam öffnen. Bei der Toten handelte es sich um eine gewöhnliche Einwohnerin Wesels
und keineswegs eine Gesetzesbrecherin, wie noch lange bei
anatomischen Sektionen üblich. Die Umstände ihres Todes, die
sicherlich Aufschluss darüber gegeben hätten, warum gerade
ihr Körper ein Interesse besonderer Art erregte, bleiben leider
ebenso unbekannt wie die Ergebnisse der ärztlichen Untersuchung. Das Ratsprotokoll, das die obrigkeitliche Anordnung
zu dieser Sektion festhielt, vergisst indes nicht zu vermerken,
dass die Kosten für den nach getaner Arbeit verzehrten Wein
aus der städtischen Kasse bezahlt werden sollten. War es der
Triumph, endlich und noch dazu mit öffentlicher Erlaubnis
in das verborgene Innere eines Menschen geschaut zu haben,
war es das unruhige Gewissen, ob die Würde der Toten dabei genug gewahrt worden war, Euphorie oder Schrecken vor
dem Gesehenen oder vielleicht ein Konglomerat aus allem zusammen, das die Mediziner anschließend kräftigst dem Wein
zusprechen ließ? Die entsprechende Stadtrechnung jedenfalls
belegt, dass der Doktor und der Barbier in der Schankstube
des Arndt Reynartz nicht weniger als 17 Kannen des Reben-
saftes konsumierten. Wie dem auch sei – das Weseler Beispiel
zeigt, wie sich kaum drei Jahre nach Erscheinen von Andreas
Vesals richtungsweisendem Werk über den Bau des menschlichen Körpers – *De humani corporis fabrica* – neue Denkweisen
bis in die Provinz hinein verbreiteten, in eben dieses nieder-
rheinische Wesel, aus dem die Familie Vesals stammte.

Vorstoß zu neuen Ufern

Eine erhebliche Rolle spielte das sich wandelnde Menschen-
bild für jene Bereiche der Medizin, in denen sich der Aufbruch
in ein neues Zeitalter unaufhaltsam manifestierte: Der Anatomie
und der Chirurgie. An den spätmittelalterlichen Universitäten
fristeten sie ein Schattendasein und sorgten immer wieder für
Konflikte, weil der zum Studium zwingend nötige Umgang mit
Leichen und besonders deren Öffnung nach zeitgenössischer
Auffassung in höchstem Maße problematisch war. Selbst eine
so berühmte Schule wie die Universität von Montpellier, wo
die Chirurgie zur Zeit der Avignoneser-Päpste in hoher Blüte stand, musste dies leidvoll erfahren. Nachdem Gregor IX.

1376 die päpstliche Residenz nach Rom zurückverlegt hatte, war die bisher gepflegte Toleranz beendet. Die Universität untersagt ihren Doktoren künftig die Ausübung der Chirurgie und stellte den Unterricht ein. Die in Montpellier im 13. und 14.Jahrhundert als Chirurgen ausgebildeten Ärzte blieben eine Minderheit. Es ist allerdings heute ein noch immer weit verbreitetes Vorurteil gegenüber dem als so finster verschrienen Mittelalter, dass Leichenöffnungen per se verboten waren und nur im Geheimen durchgeführt werden konnten. Die Kirche hat entgegen den gleichen Vorurteilen zu keinem Zeitpunkt die Durchführung von Sektionen durch Laien verboten. Wohl aber hat sie mit dem vierten Lateranum 1215 und dem Leitsatz »Die Kirche schrickt vor dem Blut zurück« Klerikern die Ausübung der Chirurgie untersagt. Selbst dies geschah nur mit beschränktem Erfolg, wie die Zahl der in Montpellier chirurgisch tätigen Vertreter des geistlichen Standes zeigt. Die Kirche wandte sich dabei nicht einmal gegen die Sektion als solche. Man befürchtete lediglich, dass als Anatomen oder Chirurgen tätige Geistliche am gleichen Tag sowohl ihre Hände mit Blut – und wahrscheinlich gar dem eines Hingerichteten befleckten – und in der heiligen Messe die Hostie berührten.

Seit etwa 1400 gehörte die Teilnahme an einer Sektion zum Curriculum eines ärztlichen Studiums, wenngleich den Studenten dabei nur die Rolle passiver Zuschauer zufiel. Entsprechend ist es wenig verwunderlich immer wieder Abbildungen solcher Sektionen in zeitgenössichen Lehrbüchern, wie in dem sogenannten »Buch von den Eigenschaften der Dinge« des Bartholomäus Anglicus aus dem 15. Jahrhundert, anzutreffen.

Während des 16. Jahrhunderts weicht diese Vorstellung zusehends einer neuen, sich durchsetzenden Erkenntnis, die in großen Buchstaben über den Eingängen zu den anatomischen Lehrsälen, den anatomischen Theatern, prangt und zum Programm wird: Hic est locus, ubi mors gaudet succurrere vitae. An diesem Ort dient der Tod dem Leben. Die Sektionen sind nicht länger einem elitären Zirkel vorbehalten. Eine große Öffentlichkeit kann sich in den Universitätsstädten sowohl vom leidlich würdevollen Umgang mit dem Leichnam – in aller Regel einem Hingerichteten – überzeugen, als auch gewissermaßen teilhaben an den neuen Innenansichten eines klassischen Erbes, die vieles revolutionieren. Zugleich gemahnen die ana-

tomischen Theater an die eigene Vergänglichkeit, wie besonders deutlich das Beispiel aus dem niederländischen Leiden
zeigt. Ein Saal, angefüllt mit Präparaten verschiedenster Tiere.

De humani corporis fabrica

Stellvertretend für das goldene Zeitalter der Anatomie steht
der am 31. Dezember 1514 in Brüssel geborene Andreas Vesalius. Er war der Sohn des Leibapothekers Kaiser Karls V.,
hatte die Schule in Brüssel besucht und in Löwen zunächst
mit einem Studium der alten Sprachen begonnen. Schließlich
wandte er sich 1533 in Paris dem Medizinstudium zu, das er
nach einem Zwischenaufenthalt in Löwen 1537 mit der Promotion in Padua abschloss. In den folgenden Jahren lehrte er
als Anatom in Padua, Bologna, Basel und Pisa.

Im Jahre 1543 erschien sein bedeutendes Werk *De humani
corporis fabrica libri septem,* das sich gänzlich von der bisherigen
Weltauffassung einer Einheit von Makro- und Mikrokosmos
trennt. Vesalius forderte von den Anatomen, sich ausschließlich dem Bau des menschlichen Körpers zuzuwenden und sich
nur auf diesen zu beziehen. Mit anderen Worten: Der Kopf ist
nicht, wie Platon sagte, in seiner Form perfekt, weil er rund ist,
sondern bedarf der eingehenden Untersuchung ohne vorge-
fasste Konzepte und Theorien. Ein Grundgedanke, der Galen
endgültig auf den Seziertisch zerrt, der die Prüfung des Althergebrachten verlangt, und dies nicht in der philosophischen
Auseinandersetzung, sondern in praktischer Anschauung.
Stützte Galen seine Anatomie des Menschen auf den Affen, so
will Vesalius nur vom Menschen selber – sei er lebend oder tot
– auf den Bau desselben schließen. Von bestechender Genauigkeit sind entsprechend die Tabulae, die Stephan von Kalkar,
ein Schüler Tizians, im Auftrag Vesals 1538 anfertigte. Sie zeigen nicht mehr die unbewegliche Leiche auf dem Tisch wie in
bisherigen Werken der Anatomie, sondern aufrechte, gehäu-
tete Muskelmenschen, die die Funktion der Muskelmechanik
veranschaulichen. Das Studiensubjekt befindet sich auch nicht
mehr in der wohlgeordneten Umgebung, die die mittelalterliche Kunst ihm zubilligte, sondern versinnbildlicht die Beziehung von Mensch und Natur. Der Mensch ist nun eingebettet
in die Kulisse einer antiken und mystischen Landschaft in der

er lebt und wirkt. Vesals Methode trägt Früchte. Er ging in der-
selben Reihenfolge vor wie der Klassiker Galen und entdeckte
bei seinem hochberühmten Vorgänger nicht weniger als zweihundert Fehler. Widerspruchslos gingen diese Erkenntnisse
selbstverständlich nicht in das allgemeine Gedankengut über.
Vesals Lehrer Sylvius hatte große Mühe damit, wie der erst
neunundzanzigjährige mit den klassischen Autoritäten ver-
fuhr. Der Durchbruch von Vesals neuer Lehre war indes nicht
mehr aufzuhalten.

Auf dem Gipfel seines Ruhms wird der noch junge Anatom
1543 Leibarzt Kaiser Karls V. Im Jahre 1556 trat er in die Dienste Philipps II., dem er später auf die Iberische Halbinsel folgte.
Im Jahre 1564 brach er zu einer großen Reise nach Jerusalem
auf, starb jedoch auf der Rückreise am 15. Oktober 1564 im
griechischen Zakinthos.

Doch sein Werk wirkte nach. Die Zeit der großen anatomischen Entdeckungen ist die seiner Nachfolger. Sein Schüler
Gabriele de Falloppio (1523–1562) legte eine detaillierte Beschreibung der weiblichen Geschlechtsorgane vor. Ein anderer, Fabrizio d'Acquapendente (1533–1619), widmete sich der
vergleichenden Anatomie, der Embryologie, der funktionellen
Anatomie und den Bewegungsmechanismen. Er sorgte 1594
für den Bau des ersten anatomischen Theaters in Padua, das
noch heute im Palazzo del Bo zu sehen ist.

Quellen:

Andreas Vesalius, (De humani corporis fabrica dt.) Anatomia. Neu übersetzte und überarbeitete Ausgabe nach der Ausgabe Nürnberg 1551,
Wiesbaden 2004.

Weiterführende Literatur:

Charles Donald O'Malley, Andreas Vesalius of Brussels, 1514–1564, Berkeley 1964.
Renate Wittern, Die Gegner Andreas Vesals. Ein Beitrag zur Streitkultur
des 16. Jahrhunderts, in: Hrsg. von Kay Peter Jankrift und Florian Stee-
ger, Gesundheit – Krankheit. Kulturtransfer medizinischen Wissens
von der Spätantike bis in die Frühe Neuzeit (= Beihefte zum Archiv für
Kulturgeschichte 55), Köln/Weimar/Wien 2004, S. 167–200.
Kay Peter Jankrift, Mit Gott und Schwarzer Magie. Medizin im Mittelalter,
Darmstadt 2005.

WILLIAM HARVEY
(1578–1657)

Die Entdeckung des Blutkreislaufs

Bis zum Beginn des 17. Jahrhunderts blieb der Blutkreislauf unbekannt. Selbst Vesalius, der die Lehren Galens so sehr in Frage stellte und als Anatom berühmt wurde, entdeckte sein Geheimnis noch nicht. Für mehr als ein Jahrtausend galt die Vorstellung der antiken Autoritäten, der zufolge das Herz ein pyramidenförmiger Muskel war, der von einem Herzbeutel umgeben wurde. So ging man zwar von einer Pumpbewegung aus, doch folgte diese nur in eine Richtung. Als Sitz des Geistes und der Wärme war das Herz mithin Quelle des Lebens. Ein Kreislauf kam in diesem Bild nicht vor.

Ein Arzt ohne Privatleben

William Harvey wurde am 1. April 1578 in Folkestone nahe Dover an der Südküste Englands als Sohn des Kaufmannes Thomas Harvey († 1623) und dessen Frau aus zweiter Ehe, Joan Halke († 1605) geboren. In dieser Zeit großer Umbrüche in England wirkte Thomas Harvey mehrfach als Bürgermeister. Die King's Grammar School in Canterbury war die erste Station auf dem Bildungsweg des jungen William Harvey. Hier erhielt er eine sorgfältige Ausbildung in Latein und Griechisch. Im Jahre 1593 wechselte der inzwischen 15jährige Harvey an die Artistenfakultät des Gonvile and Caius-College in Cambridge, wo auch Medizin gelehrt wurde. John Caius († 1573), auch bekannt unter dem Namen John Keys, der zweite Gründer der Bildungsinstitution, war selbst Arzt gewesen, in Padua ausgebildet worden und unterhielt freundschaftliche Beziehungen zu Andreas Vesalius. Vor diesem Hintergrund scheint es sehr gut möglich, dass Harvey in dieser Zeit erstmals an Sektionen teilnahm. Im Jahre 1597 schloss er sein Studium in Cambridge mit dem Grad eines Magister Artium ab, um 1599 sein Medizinstudium in Padua fortzusetzten. Hier erwarb er am 25. April

1602 den Doktortitel. Bald darauf verließ er Italien. Er ließ sich 1604 in London nieder und nahm seine Tätigkeit als Arzt auf, nachdem er seine Fähigkeiten vor dem College of Physicians unter Beweis gestellt hatte.

Noch im gleichen Jahr heiratete er Elisabeth Browne, die Tochter des königlichen Leibarztes Lancelot Browne. Über Harveys Privatleben ist wenig bekannt. Das Paar blieb kinderlos, und so ist nach den Ausführungen von Harveys Biografen Geoffrey Keyns ein zahmer Papagei bereits das Spektakulärste, was es aus der privaten Sphäre des Arztes zu berichten gibt.

Im Jahre 1607 wurde Harvey als Fellow in das College of Physicians aufgenommen. Zwei Jahre später wirkte er als Arzt am St. Bartholomew's Hospital, wo er bis 1643 praktizierte.

Der wissenschaftliche Durchbruch gelang ihm durch sein Engagement am College of Physicians, in dem er während der Folgejahre mehrere wichtige Funktionen bekleidete und schließlich 1627 zu einem der acht Vorsitzenden gewählt wurde. In diese Zeit fällt auch seine bahnbrechende Entdeckung. Durch die Sektion an verschiedenen Tieren studierte er die Herzfunktion und gelangte so zu der Erkenntnis, dass das Blut von der Vena cava zunächst ins Herz und dann weiter in die Aorta gepumpt wird. Auf der Grundlage dieser Beobachtung errechnete er die Blutmenge, die das Herz innerhalb einer bestimmten Zeit in die Arterien pumpt. Daraus folgerte er, dass es entgegen den Lehren der antiken Autoritäten nicht die Leber war, die die zentrale Rolle für die Verteilung des Blutes im Körper spielte, sondern das Herz einen großen Blutkreislauf unterhielt. Im Jahre 1628 veröffentlichte er seine Erkenntnisse in seinem Hauptwerk *Exercitatio de motu cordis et sanguinis in animalibus,* das aus irgendeinem unbekannten Grund nicht in England, sondern in Frankfurt am Main gedruckt wurde. Wahrscheinlich waren es die Kosten, die zu diesem ungewöhnlichen Schritt Anlass gaben. Mit diesen Erkenntnissen legte er den Grundstein der modernen Physiologie.

Neben seinem Wirken am College of Physicians versah er den Dienst als königlicher Leibarzt bei Hof und begleitete den König auch auf Reisen. Doch die Zeichen des heraufziehenden englischen Bürgerkrieges mehrten sich bereits am Horizont. Im Jahre 1642 brach der Sturm los. Der königstreue Harvey verließ London und siedelte nach Oxford über. Dort wurde er Rektor des Merton-College, musste seine Stelle aber wieder räumen, nachdem die Parlamentstruppen unter Führung Oliver Cromwells († 1658) die Stadt einnahmen.

Nach dem Bürgerkrieg wurde der 76-Jährige 1654 noch zum Präsidenten des Royal College of Physicians gewählt. Doch zeigten sich bereits deutliche Spuren des Alters. Am 3. Juni 1657 starb William Harvey infolge eines Schlaganfalls.

Quellen:

William Harvey, Die Bewegung des Herzens und des Blutes. Übersetzt und erläutert von R. von Töply (= Sudhoffs Klassiker der Medizin 1), Leipzig 1910.
William Harvey, Exercitatio de motu cordis et sanguinis in animalibus, Frankfurt am Main 1628.

Weiterführende Literatur:

Geoffrey Keynes, The life of William Harvey, Oxford 1978.
Rolf Winau, William Harvey, in: Hrsg. von Dietrich von Engelhardt und Fritz Hartmann, Klassiker der Medizin. Bd. 1. Von Hippokrates bis Hufeland, München 1991, S. 130–144.

JOHANN VESLING
(1598–1649)

Ein Westfale im anatomischen Theater von Padua

Die Wirkung von Andreas Vesalius' großem Werk *De humani corporis fabrica* für die weitere Entwicklung der Anatomie lässt sich in den nachfolgenden Generationen von Medizinern erkennen, die seine Lehren an seiner langjährigen Wirkungsstätte in Padua aufnahmen. Einer von diesen war der Anatom und Botaniker Johann Vesling aus dem westfälischen Minden.

Johann Vesling – Von Minden in die weite Welt

Johann Vesling wurde 1598 in Minden an der Weser geboren. Der genaue Tag seiner Geburt ist unbekannt. Medizin hatte möglicherweise Tradition in der Familie Vesling. Denn bei jenem älteren Johann Vesling, dem »medicinen doctor«,

der 1552 wegen seines Sohnes an die Regierung des Fürst-
bistums Minden in Petershagen schreibt, handelt es sich aller
Wahrscheinlichkeit nach um niemand anderen als den Leibarzt des Münsteraner Bischofs Franz von Waldeck (1532–1554).
Gleichzeitig wirkte dieser Vesling bis zu seinem Tod am 12.
Juni 1581 als Stadtarzt in Münster. Die medizinischen Strukturen im Nordwesten Deutschlands waren zu dieser Zeit noch
immer schwach ausgeprägt. Anders als im Süden, wo die italienischen Universitäten angehende Mediziner zum Studium
lockten, fehlte es im Norden lange an medizinischen Fakultäten. Hermann Vesling, Johanns Vater und engster juristi-
scher Berater des Fürsten Ernst von Schaumburg, bemühte
sich bei der Einrichtung der Universität Stadthagen 1608 auch
um eben ein solche Einrichtung. Köln oder die Niederlande,
insbesondere Leiden, waren zu dieser Zeit Hauptanziehungs-
punkte für das Medizinstudium. So nimmt es nicht wunder,
dass auch Johannes Veslings Weg nach möglicherweise an-
fänglichem Studium in Stadthagen schon bald nach Leiden
führt. Von dort wechselt er nach Leiden, um schließlich 1626
an der renommierten Universität zu Padua zu promovieren.
Was folgt, ist ein für die Zeit klassischer wissenschaftlicher
Werdegang mit Studienreisen, die Vesling bis nach Ägypten
und in das Heilige Land führen. Er wurde Ritter des Ordens
vom Heiligen Grab und zeigt diese Zugehörigkeit auf den von
ihm erhaltenen Porträts stets in besonderer Deutlichkeit. Im
Jahre 1632 wurde er in Padua zum Professor für Anatomie und
Chirurgie berufen, bis er um 1636 die Chirurgie zugunsten der
Pharmazie aufgab. Die Entdeckung der modernen Naturwissenschaften als unerlässliche Begleiter der Medizin faszinierte
die angehenden Ärzte. Und so war Vesling bei Weitem nicht
der Einzige, der sich zu den neuen Disziplinen hingezogen
fühlte. Ein Kommilitone Veslings in Padua war Werner Rolfinck († 1673), Professor in Jena und beeindruckender Lehrer
von Friedrich Hoffmann († 1675) dem Älteren, dem Vater des
ersten Hallenser Medizinprofessors.

Quellen:

Johann Vesling, Stygmata anatomicum, publicis dissectionibus in audito-
   rium unum diligenter aptatum, Padua 1641.

Weiterführende Literatur:

Marianne Nordsiek, Ein Mindener in Padua. Zur Biographie des Anatomen Johannes Wesling (1598–1649), in: Mitteilungen des Mindener
Geschichtsvereins 71 (1999), S. 7–64.

THOMAS SYDENHAM
(1624–1689)

»Der englische Hippokrates«

Theorien aus Büchern waren seine Sache nicht. Er setzte
bei seinem ärztlichen Wirken auf möglichst genaue Beobachtungen am Krankenbett. Genauigkeit zeichnet denn auch seine
Krankheitsbeschreibungen aus und brachten ihm, der als seine
eigenen Vorbilder nur Hippokrates von Kos und Francis Ba-
con († 1626) als Befürworter der induktiven Erkenntnis- und
Forschungsmethode sah, die Hochachtung nachfolgender
Ärztegenerationen und den anerkennenden Beinamen eines
»englischen Hippokrates«. In der Zeit seines ärztlichen Wirkens erfuhr England tiefgreifende politische Umwälzungen.
Und Sydenham war mitten im Geschehen. Zwischen 1642 und
1648 tobte der Bürgerkrieg zwischen der Krone und dem Parlament, den sogenannten »Roundheads«. Einige Monate nach
dem Sieg der Parlamentstruppen unter Führung Oliver Cromwells bei Preston wurde König Karl I. 1649 enthauptet und die
Monarchie abgeschafft. Für einige Jahre wurde England eine
Republik. Doch nach dem Tode Cromwells 1658 trat die Monarchie erneut an ihre Stelle.

Ein Arzt im Bürgerkrieg

Thomas Sydenham wurde am 10. September 1624 als fünf-
ter Sohn eines reichen Gutsherren in Winford Eagle (Dorces-
tershire) geboren und streng puritanisch erzogen. Er hatte
soeben erst sein Studium in Magdalene Hall an der altehrwürdigen Universität von Oxford aufgenommen, als 1642 der englische Bürgerkrieg ausbrach. Wie auch seine Brüder, kämpfte
der 18jährige Thomas Sydenham im Parlamentsheer unter

Führung Oliver Cromwells († 1658). Erst vier Jahre später sollte er sein Studium wieder aufnehmen. Schon 1648 wurde ihm
der Grad eines Bachelor of Medicine verliehen. Aufgrund des
Bürgerkriegs gab es viele freie Stellen an den Colleges, die mit
regelrechten Graduiertenschüben aufgefüllt werden sollten.
Wenig später wurde Sydenham Fellow des All Souls-Colleges
und stieg bald zum Senior Bursar auf. Im Jahre 1651 verließ er
das College, um erneut als Hauptmann an der Seite Cromwells
in den Krieg zu ziehen. Er praktizierte auf dem Schlachtfeld
und erwarb so seine ersten Erfahrungen als Arzt. Doch neben
Einblicken in die wundärztliche Praxis trug ihm sein Dienst
auch selbst eine Verwundung ein, so dass er nach sechs Monaten nach Oxford zurückkehrte. Dort machte er die Bekanntschaft mit Robert Boyle († 1691), der sich aufgrund seines fa-
miliären Wohlstandes ein Leben lang der Forschung widmen
und als Chemiker großen Ruhm erwerben sollte. Der geleistete
Militärdienst bescherte Sydenham 1654 eine ansehnliche Be-
lohnung. Auf der Seite der Sieger stehend, war er zudem in der
jungen Republik mit einem öffentlichen Amt bedacht worden
(das er allerdings im Zuge der Wiederherstellung der Monarchie nach Cromwells Tod schon 1659 wieder verlor). Die Zeit
schien gekommen, um das College zu verlassen. Und so erwarb er 1655 ein Haus in der King Street im Londoner Stadtteil
Westminister, wo er eine erste Praxis eröffnete. Sein Assistent
wurde niemand Geringeres als der bekannte Philosoph und
Arzt John Locke († 1704). Noch im gleichen Jahr ehelichte Sydenham Marie Gee. Seine politischen Ambitionen endeten mit
der Restauration und dem vergeblichen Versuch, einen Platz
im Parlament zu erringen.

Die folgenden Jahre waren gekennzeichnet durch den ärztlichen Dienst am Krankenbett. Sydenhams illustrer Freundeskreis, zu dem neben Robert Boyle auch sein Kommilitone
aus gemeinsamen Oxforder Studientagen Christopher Wren
(† 1732) sowie Richard Lower († 1679), John Mayow († 1679)
und Robert Hooke († 1703) zählten, stützte seine Erkenntnisse
auf experimentelle Methoden. Doch Sydenham setzte allein
auf seine empirische Beobachtung und seine fünf Sinne. Er erwarb 1663 sein Lizentiat am Londoner College of Physicians.
Im darauffolgenden Jahr verlegte er Wohnsitz und Praxis in
die Pall Mall gegenüber dem Haus von Robert Boyles Schwes-

ter, die ihren Bruder – zeit Lebens ein Junggeselle – bei sich aufgenommen hatte. Trotz der Niederlassung in einer vornehmen Wohngegend besuchte Sydenham nachweislich auch die bedürftigen Kranken in den nahegelegenen Hospitälern von St. Bartholomews und Bridewell. Als London 1665 wieder einmal schwer von der Pest heimgesucht wurde, floh er mit seiner Familie von der Stadt auf das Land. Entgegen seinen sonstigen Gewohnheiten der genauen Beobachtung von Erkrankungen entstand sein Traktat über die Pest also nicht auf der Grundlage eigener Anschauung. Erst im fortgeschrittenen Alter von 52 Jahren erwarb Sydenham 1676 schließlich seinen Doktorgrad am Pembroke College in Cambridge, wo zu dieser Zeit sein Sohn William studierte.

Die Kunst des Beschreibens und Abwartens

Ab 1661 begann Sydenham sich intensiv der Beobachtung epidemisch auftretender Fieber zu widmen. Viele seiner Beobachtungen diktierte er in den folgenden Jahren seinem Famulus und Sekretär John Locke, so dass bis 1664 eine beachtliche Anzahl von Protokollen vorlag. Unter dem bezeichnenden Titel *Observationes medicae* fasste Sydenham 1676 schließlich seine Erkenntnisse zusammen. Dabei bediente sich der Arzt entgegen den wissenschaftlichen Gewohnheiten seiner Zeit der englischen Sprache und ließ seine Werke ins Lateinische übersetzen. Sydenham verstand die Krankheiten als ein Konglomerat von Zeichen. Die Fieber waren entsprechend Zeichen für die Abwehr des Organismus. Nicht durch die gemessene Körpertemperatur, sondern durch klinische Symptome sind diese Fieber definiert. Hierzu zählten etwa Frösteln, Hitzeaufwallungen, Hautrötung, Ausschläge, Pulsbeschleunigung, Benommenheit, Erbrechen, Appetitlosigkeit und eine belegte Zunge. Dabei unterschied Sydenham zwischen akuten Fiebern, chronischen und epidemischen Krankheiten. Auf dieser Grundlage lieferte der Arzt exakte Beschreibungen etwa der Lungenschwindsucht, der Hysterie und der Gicht. Die Anzeichen letzterer hatte er seit seinem 30. Lebensjahr an sich selbst beobachten können. Immer wieder plagten ihn Koliken mit blutigem Harn. Seine Darstellungen waren auch grundlegend für die Differentialdiagnose von Pocken, Scharlach und Masern. Den Veitstanz beschrieb er in seinem letzten Werk derartig genau, dass die Krankheit später nach ihm *Chorea minor Sydenham* benannt wurde.

Für seine Behandlungen galt der Grundsatz des Abwartens. Sydenham war vom grundlegenden Prinzip der Selbstheilungskraft des Organismus überzeugt. Sofern die Gabe von Arzneien nötig war, kam es auf den passenden Zeitpunkt an. Durch diese Methode entdeckte Sydenham die richtige Anwendung von Chinin bei der Behandlung der Malaria. Nicht vor einem Fieberanfall, sondern unmittelbar nach einem solchen und in Intervallen verabreicht, wirkte das Medikament am besten. Durch Beobachtung zur Therapie blieb bis zu seinem Ableben am 29. Dezember 1689 in London sein Leitgedanke.

Quellen:

Thomas Sydenham, M. D., Opera omnia, Hrsg. von G. A. Greenhill u.a., London 1846.
Geoffrey G. Meynall, Materials for a biography of Dr. Thomas Sydenham (1624–1688). A new survey of public and private writings, Folkestone 1988.

Weiterführende Literatur:

Fritz Hartmann, Thomas Sydenham (1624–1689), in: Hrsg. von Dietrich von Engelhardt und Fritz Hartmann, Klassiker der Medizin I. Von Hippokrates bis Hufeland, München 1991, S. 154–172.
Kenneth Dewhurst, Dr. Thomas Sydenham (1624–1689). His life and original writings, London 1966.
Isolde Eckle, Thomas Sydenham (1624–1689) und seine Krankheitslehre, seine Rezeption durch Boerhaave in Leyden und dessen Schülern in der Ersten Wiener Schule, Diss. FU Berlin 1988.

FRIEDRICH HOFFMANN
(1660–1742)

»Hoffmannstropfen« und die Maschine Mensch

Hoffmannstropfen gegen Reisekrankheit einzunehmen, findet sich als Empfehlung in mehrsprachigen Reisewörterbüchern des späten 19. Jahrhunderts. Ihr Erfinder, Friedrich Hoffmann der Jüngere, wirkte eineinhalb Jahrhunderte zuvor als erster Medizinprofessor im sächsischen Halle, wo er seine Theorie der Iatromechanik verfolgte, nach der der menschliche Körper mit seinen Funktionen vergleichbar einer Maschine wirkt.

Hoffmanns Herkunft und Kindheit

Die Familie Friedrich Hoffmanns stammte den Ausführungen der Autobiographie zufolge ursprünglich aus dem fränkischen Bamberg. Kurz vor dem Jahre 1600 betätigte sich Friedrich Hoffmanns Urgroßvater, Johann Hoffmann, dort als Weinhändler. Ein Hinweis auf diese Ursprünge findet sich im Familienwappen. Es zeigt einen rot-weißen, gehörnten Helm, dem blaue Trauben und Weinranken beigegeben sind. Friedrich Hoffmann betont in seiner Autobiographie, das Wappen deute darauf hin, dass die Familie einstmals adelig gewesen sei. Dieser Versuch, adelige Herkunft zu konstruieren, verrät einiges über sein Selbstverständnis. Gelehrsamkeit war ohne Adel nicht wirklich komplett. Dabei reichte zumindest die Gelehrsamkeit weit in die Familientradition zurück. Mit Dr. Laurentius Hoffmann, dem Neffen von Friedrichs Urgroßvater, findet sich bereits um 1600 ein gelehrter Arzt in der Hoffmann'schen Familie.

Am 21. Oktober 1592 wurde Friedrichs Großvater, Andreas Hoffmann, geboren. Dieser studierte in Leipzig und betrieb dort eine Apotheke. Reisen hatten ihn zu allen großen Apotheken der deutschen Reichsstädte, nach Genf, Basel, Straßburg und in die Niederlande geführt. Im Jahre 1618, dem Jahr, als der Dreißigjährige Krieg begann, hatte er Gertraut Seyfert, die Tochter des Baumeisters und Kämmerers Friedrich Seyfert, geheiratet. Durch die Heirat trat die Hoffmann'sche Familie nun definitiv in den Kreis der zumindest auf lokaler Ebene politisch Einflußreichen ein. Immerhin hatte Gertrauts Großvater mütterlichseits zudem das höchste Amt im Rat inne. Aus der Verbindung zwischen Andreas Hoffmann und Gertraut Seyfart gingen von 1619 bis 1631 insgesamt 10 Kinder hervor, fünf Söhne und fünf Töchter. Die meisten starben, noch bevor sie das Erwachsenenalter erreicht hatten. Das Beispiel zeigt, in welchem heute unvorstellbaren Maß selbst wohlhabende und gar medizinisch gebildete Familien von Kindersterblichkeit betroffen waren. Sie war kurz nach 1600 ein schreckliches, leidvolles Alltagsphänomen und sollte dies noch lange bleiben. Am 24. März 1632 starb Gertraut Seyfert. Schon im folgenden Jahr vermählte sich Friedrichs Großvater Andreas Hoffmann erneut. Dieses Mal mit Maria Magdalena Cost, der jüngsten Tochter des amtierenden Bürgermeisters, mit der er drei Kinder zeugte. Seine ehelichen Verbindungen bescherten Andreas Hoffmann neben beruflichem Erfolg auch politische Ämter. Durch sorgfältige Wahl der Taufpatinnen und -paten wurden die Beziehungen planvoll ausgebaut. Bereits 1628 bekleidete er ein Ratsamt und wurde 1640 zum Geheimen Rat gewählt. 1646 trug man ihm das wichtige Amt des Kämmerers an, das er zwölf Jahre lang ausübte. In diesem Zusammenhang findet sich eine der wenigen kritischen Bemerkungen, die sich Friedrich Hoffmann in seiner Autobiographie zu seiner Familie erlaubt. Anno 1658 habe sein Großvater aus seinem Kämmereramt *wegen Unvermögens abgedankt*. 72jährig starb Andreas Hoffmann im Jahre 1665.

Das einzige überlebende Kind aus seiner ersten Verbindung mit Gertraut Seyfart war der am 12. Juli 1626 geborene Friedrich, der Vater unseres Friedrich Hoffmann, zur Unterscheidung Friedrich der Ältere genannt. Friedrich der Ältere hatte 1646 sein Medizinstudium an der Universität Jena bei dem seinerzeit sehr bekannten Professor Werner Rolfinck (1599–1673) aufgenommen. Rolfinck, der eine umfassende Ausbildung in Wittenberg, Leiden und Padua genossen hatte, machte sich in der Anatomie, Botanik und der in den Kinderschuhen steckenden Chemie einen Namen. 1631 hatte er einen botanischen Garten in Jena gegründet, als dessen Direktor er fungierte. Darüber hinaus hatte er schon 1629 an der Universität für die Einrichtung eines chemischen Laboratoriums und eines sogenannten anatomischen Theaters gesorgt, in dem vor den Augen der anwesenden Studenten Leichen seziert wurden. Am Beginn des 17. Jahrhunderts hatten bei solchen Sektionen alle Studierenden – auch solche, die gar nicht Medizin studierten – anwesend zu sein, um den öffentlichen Charakter des Geschehens zu bezeugen. Gerade für seine Sektionen war Rolfinck berühmt-berüchtigt. Das späterhin zu einem volkstümlichen Ausdruck geratene »rolfincken« bezieht sich auf die dem Professor nachgesagte illegale Beschaffung von Leichen zu Sektionszwecken. Immerhin war der Anatom aber auch einer der ersten, die sich mit William Harveys (1578–1657) bahnbrechender Entdeckung des Blutkreislaufs 1632 auseinandersetzte. Rolfinck hatte einen großen Schülerkreis. Über 100 Dissertationen entstanden unter seiner Regie. Das heißt, im 17. Jahrhundert verfasste noch der Doktorvater selbst die Schrift. Aufgabe des Schülers war es, diese in einer sogenannten »Disputation« vor der Kommission erfolgreich zu verteidigen. Zu denen, die erfolgreich bei Rolfinck disputierten, gehörte 1651 auch der 25jährige Friedrich Hoffmann der Ältere. Gegenstand waren die sogenannten »Dysenterien«, schwere – wie wir heute wissen, durch verschiedene Erreger ausgelöste – Durchfallerkrankungen, die bis weit in die Frühe Neuzeit hinein häufig auftraten und nicht selten zahlreiche Todesopfer forderten. Nachdem Hoffmann so das Lizentiat erworben hatte, disputierte er schon 1652 erneut. Dieses Mal bei Professor Glasius, dem fürstlich-sächsischen Leibarzt.

Noch im gleichen Jahr, am 9. Dezember, schloss Friedrich Hoffmann der Ältere den Ehebund mit der nur zwei Jahre jüngeren Anne Maria Knorre in Halle. Zeugen der Trauung waren sein Onkel, der Bürgermeister Gottfried Seyfart, und der Bürgermeister Schäffers. Im Jahre 1653 erwarb er an der Universität Jena seinen Doktortitel und wurde kaum zwei Jahre später durch den fürstlich-magdeburgischen Leibmedikus Hoebio am Hof des bischöflichen Administrators August eingeführt, in dessen Dienste er trat. Im Jahre 1664 wurde Friedrich der Ältere zudem als Professor der Medizin an die Universität Wittenberg berufen.

Friedrich Hoffmann

Als fünftes von insgesamt acht Kindern wurde Friedrich Hoffmann der Jüngere am 19. Februar 1660 morgens um viertel vor elf in Halle geboren und zwei Tage später in der Moritz-Kirche getauft. Wie schon bei seinen Geschwistern hatten die Eltern Sorgfalt bei der Auswahl der Paten walten lassen. Als solche traten der Hofrat Herold, der Hofrat Johann Seyfert und der Fähnrich Knorre auf. Der gesellschaftliche Aufstieg, den die Familie eine Generation zuvor trefflich eingeleitet hatte, ging ungebremst weiter. So sollte nicht nur Friedrich Karriere machen. Sein jüngerer, am 11. November 1661 geborener Bruder August brachte es bis zum hessisch-homburgischen Geheimen Rat und Regierungsrat in Darmstadt. Nicht zuletzt aus diesem Grund widmet Friedrich Hoffmann ihm ein eigenes, ausführliches Kapitel seiner Autobiographie. Die Politik spielte zeitlebens für ihn eine bedeutende Rolle. Eine Rolle, der er in seinem Traktat vom poltischen Arzt, dem Medico politico, späterhin Ausdruck verlieh. Im Alter von 13 Jahren, 1673, begann Friedrich Hoffmann das Gymnasium in Halle zu besuchen. Der Familie ging es materiell wie gesellschaftlich gut. Doch nur zwei Jahre später zerstörte ein schwerer Schicksalsschlag die vermeintliche Idylle. Hoffmann diktiert seinem Schreiber: *Anno 1675 im Monat Martio sind ihm beide geliebte Eltern innerhalb wenig Tage durch einen frühzeitigen und also desto schmerzlicheren Tod entrissen worden.* In der Stadt grassierte offenbar eine Seuche, deren auffälligstes Symptom hohes Fieber gewesen zu sein scheint. Am 19. März 1675 starb Friedrich Hoffmanns Mutter, Anne Maria Knorre. Drei Tage später auch sein Vater, Friedrich Hoffmann der Ältere, und am 25. März auch noch die älteste Schwester Maria Sophie, die gerade 21 Jahre alt geworden war. Die Stelle der Eltern nahm nun Friedrichs Onkel mütterlicherseits ein, der Bürgermeister Friedrich Ernst Knorre. Hoffmann über den Onkel: *er hat ihn zu sich ins Haus und an den Tisch genommen und mehr andere Gütigkeit bewiesen.* Drei Jahre nach dem tragischen Einschnitt in das Leben des 15jährigen Friedrich Hoffmann schließt dieser das Gymnasium in Halle ab und beginnt sein Studium in Jena. Zur Wahl seines Studienfaches bemerkt er: *Und weile er von Kindheit an einen heimlichen Trieb und sonderbar inclination zum Studio Medico bei sich angemercket, die Medizin auch ein gentilitium studium seiner Familie, überdieß er noch bei Lebzeiten seines seligen Vaters auf dem Gymnasio öfters Sectiones Cadaverum und experimenta chymica mit angesehen, zudem auch noch dessen Werk »Institutiones medicas« fleißig gelesen und aus den väterlichen Schriften und Manuskripten viel profitiert, hat er in Gottes Namen resolviert, sich diesem Studio zu adplicieren.*

Eindrücke aus dem Leben eines Karrieristen

Hoffmann war also bereits von seinem Vater mit Grundzügen des Studiums vertraut gemacht worden, hatte bei dem Rolfinck-Schüler gar schon im jugendlichen Alter Leichenöffnungen zugesehen und betrachtete – dies wohl aus retrospektivem Selbstverständnis – ein Medizinstudium bereits als »gentilitium«, der Familientradition entsprechend. Nach eigenen Worten faszinierten ihn die Mathematik und die Physik, besonders aber die Chemie. Sie erachtete er als besonders bedeutend für medizinischen Fortschritt. Mit diesen Neigungen waren die Grundvoraussetzungen für sein späteres Modell von der Iatromechanik gelegt. Dieses hatte sich ausgehend von der Rezeption des antiken Atomismus im 17. Jahrhundert in der Folge der stark physikalisch-mechanistisch orientierten Lebensauffassung des Philosophen René Descartes (1596–1650) herausgebildet. Gesundheit und Krankheit erschienen abhängig von den physikalischen Strukturen, der äußeren Form und den mechanischen Funktionen des Organismus. Die Iatromechaniker strebten danach, die Lebensvorgänge dieser »Maschine Mensch« physikalisch zu erklären, mechanisch zu rekonstruieren und mathematisch zu berechnen. Sie trat gewissermaßen neben die bereits von Paracelsus (1493–1541) inspirierte Iatrochemie. Hoffmann sollte später den elementaren Vorgang des Lebens als Wechsel zwischen Spannung und Entspannung der Körperfasern, die Verdauung als Zermalmung, Zerreibung und Kochung deuten. Fast die gesamten Krankheitsbilder beruhten auf Störungen des Kreislaufs im Röhrensystem. Dagegen halfen Abführen oder der Aderlass, beziehungsweise röhrenerweiternde Mittel wie die bekannten, auf Ätherbasis hergestellten Hoffmannstropfen.

Hoffmanns Vorliebe für die Chemie bewirkte zu Beginn des Jahres 1680 seinen Wechsel an die Universität Erfurt, wo sich ein Professor Kramer besonders in diesen Studien profilierte. Friedrich Hoffmann nennt Kramer einen *Helmontanianer, darumben auch ein trefflicher Medicus.* Fleißig habe er in zahlreichen Gesprächen und aus den Lehrveranstaltungen von dem großen Wissen Kramers gelernt, beschreibt Hoffmann diese Begegnung. Jener Jan Baptist Helmont (1579–1644), auf dessen Lehre Kramer so viel vertraute, war durch eigenes Forschen auf viele Widersprüche in der mittelalterlichen Viersäftelehre gestoßen. Diese machte das Ungleichgewicht der vier Körpersäfte – Blut, Schleim, gelbe und die der heutigen Forschung bis heute Rätsel aufgebende schwarze Galle – für Krankheitszustände verantwortlich. Helmont scheint eine sehr zwiespältige Persönlichkeit gewesen zu sein. Nach umfangreichen Studien der Medizin und Naturwissenschaften promovierte er 1599 in Löwen, bereiste danach ausgiebig die Schweiz, Italien, England, Deutschland und Frankreich und erwarb gar den Titel eines Lords. Zeitweilig saß er wegen seiner naturphilosophischen Schriften, die vermeintlich ketzerisches Gedankengut enthielten, in Haft. Er glaubte an die Existenz angezauberter, durch Sünden selbst verschuldeter und eingeatmeter Krankheiten und forschte die meiste Zeit seines Lebens in einem Privatlabor. Sein Sohn Franziskus Mercurius van Helmont (1614–1699) gab das Hauptwerk des Vaters mit dem Titel »Ortus Medicinae«, Garten der Medizin, nach dessen Tod heraus und beschäftigte sich ansonsten mit allerlei hermetischen Künsten wie der Alchemie. Wie viel von diesem Gedankengut Hoffmann in seiner Erfurter Zeit aufnahm, lässt sich schwer beurteilen. Dass er den Vorstellungen durchaus nicht abgeneigt war, zeigt sich an seiner später für seinen Studenten Gottfried Büchner verfassten Dissertation »Dissertation de Potentia Diaboli« über die teuflischen Kräfte. Zurückgekehrt nach Jena hielt Hoffmann noch 1680 seine Disputation unter dem Professor Georg Wolfgang Wedel (1645–1721), ebenfalls einem Schüler Rolfincks. Am 5. Februar 1681 erwarb er hier seinen Doktortitel, wenngleich es im Vorfeld des Verfahrens Unstimmigkeiten gegeben zu haben scheint und Hoffmann mehrfach auf seine einflussreichen »Tutores« verweist. Einer dieser »Tutores« war Joachim Martin von Unverfährt, seit 1681 kurfürstlich bestallter Kanzler über das Fürstentum Minden, der mit Hoffmanns jüngster Schwester Anna Maria verheiratet war.

Im Juli 1682 reiste Hoffmann eigener Aussage zufolge nach Westfalen, um seinem Schwager – wie es heißt – »die visite zu geben«. Ob hiermit eine rein private Reise gemeint ist oder ob sich hier hinter der Visite eine ärztliche Konsultation verbirgt, lässt sich leider nicht sicher ermitteln. Jedenfalls blieb Hoffmann in Minden. Zumindest vorerst. Als Grund für seinen verlängerten Aufenthalt gibt er selbst an, durch seine Rechtschaffenheit und seine medizinischen Kenntnisse viele Patienten aus den vornehmsten Kreisen gewonnen zu haben. Diese hätten ihn sehr geachtet und geschätzt, was ihn zum Bleiben veranlasst habe. Irgendwann im Jahre 1684 brach er zu einer ersten Reise in die Niederlande auf. Naturwissenschaften und Medizin standen hier in der höchsten Blüte. Hoffmann besuchte nach eigener Beschreibung zahlreiche Städte, tauschte sich rege mit berühmten Ärzten aus und gelangte schließlich nach Leiden, dem Glanzlicht der zeitgenössischen Medizin. Dort will er im Haus eines gewissen Professors Hermanno logiert haben, der ihn gut aufgenommen habe. Diese Aussage gibt Rätsel auf. Mit dem als Hermanno und zugleich Botaniker in Leiden bezeichneten Professor ist aller Wahrscheinlichkeit nach der berühmte Hermann Boerhaave (1668–1738) gemeint. An anderer Stelle seiner Autobiographie nennt ihn Hoffmann im illustren Kreise all jener Berühmtheiten aus ganz Europa, mit denen er in wissenschaftlichem Kontakt stand. An diesem Kontakt, der in der Literatur so gern unterstrichen wird, kann auch kein Zweifel bestehen. Wohl aber am Zeitpunkt seines Zustandekommens. Absichtlich oder vielleicht aufgrund des zeitlichen Abstandes von immerhin fast 60 Jahren zum Berichteten, scheint sich Hoffmann hier in den Daten zu irren. Denn Boerhaave, der oft als der größte und bedeutendste Arzt des 18. Jahrhunderts bezeichnet worden ist, war 8 Jahre jünger als Hoffmann und zum Zeitpunkt von dessen Reise gerade 16jährig und hatte 1684 sein Studium in Leiden gerade erst begonnen. Wahrscheinlich bezieht sich also die Schilderung vom Aufenthalt im Hause Boerhaaves auf ein späteres Zusammentreffen. Der 16-Jährige wird kaum die Aufmerksamkeit des bereits arrivierten Friedrich Hoffmann auf sich gezogen haben. Von den Niederlanden aus überquerte Hoffmann im Juli den Ärmelkanal in Richtung England, wo er Oxford und London besuchte. Dort traf er neben Thomas Sydenham (1624–1689) den bekannten Robert Boyle

Friedrich Hoffmann

(1627–1691), Mitbegründer der Royal Society. Der herausragende Naturwissenschaftler Boyle, der Earl of Cork, betrieb Wissenschaft aus reiner Freude. Er war vermögend und konnte sich lebenslange Studien leisten. Dabei trug er erheblich zum wissenschaftlichen Fortschritt bei. Unter anderem entdeckt er den Zusammenhang zwischen dem Druck und dem Volumen eines Gases. Nicht ganz unbescheiden, ließ er seinen Grabstein mit den Worten zieren »Vater der Chemie«. Seit 1668 lebte der Junggeselle Boyle im Hause seiner Schwester in London. Zeitlebens plagte ihn seine schwächliche Konstitution, und zu der Zeit, als Hoffmann ihn traf, stand er kurz vor seinem vollständigen Rückzug aus der Öffentlichkeit. Hoffmann beschreibt, der scheue Boyle habe ihm die Ehre gewährt, »familiariter« mit ihm zu kommunizieren, und ihm eine sonderbare Hochachtung erwiesen. Nachdem Hoffmann die für ihn interessanten »Curiosa, Physica, Anatomica und Mechanica« auf der Insel bewundert hatte, kehrte er im November 1684 nach Minden zurück. Einige Monate später, zu Beginn des Jahres 1685, wurde er dem Regiment des Obristen Johann von Zieten als Medicus vorgestellt. Dieser, so Hoffmann, *habe ihm so wohl selbst als auch die übrigen Herren Officiers die Zeit seines auffenthalts in Minden viel Ehre und Gütigkeit bezeiget.* Im Jahre 1686 folgte Hoffmanns Ernennung zum Landphysikus des Fürstentums Minden, der der Titel des »Hofmedikus« beigefügt wurde. Über seine Tätigkeit äußert er sich nicht. Angesichts des erkennbaren Strebens nach Höherem fällte es schwer sich vorzustellen, dass er während des insgesamt recht kurzen Aufenthalts in größerem Rahmen medizinisch praktizierte. Der Titel umgab eine große Luftblase. Mehr nicht. Wenn Hoffmann tatsächlich medizinisch aktiv geworden sein sollte, dann höchstens im Offizierskorps oder innerhalb der bestgestellten Familien in Stadt und Umland. In der Liste indes, die seiner Autobiographie voller Stolz beigegeben ist und die seine vornehmen Patienten in hierarchischer Folge vom König abwärts aufführt, findet sich kein Name, der in diese Richtung deutet. Die kurze Zeit, die Hoffmann im »Amt« weilte, wurde durch eine weitere Reise unterbrochen. Im August 1686 reiste er mit seinem Schwager Joachim Martin Unverfährt noch einmal nach Holland und Brabant. Zurückgekehrt im Oktober, erreichte ihn schon am 23. die Nachricht, dass der Landphysikus von Halberstadt gestorben sei und man dringend nach Ersatz suche. Hoffmann nahm das Angebot an. Gegen ein Salär von 200 Reichstalern verließ er Minden Mitte März des Folgejahres, zumal der Rat von Halberstadt und das Kloster Mariendorf noch im August des gleichen Jahres die Bezahlung noch einmal um 130 Reichstaler aufstockten. Am 10. Dezember 1689 heiratete Hoffmann in Zellerfeld Anna Dorothea Hersteller, die erst 15jährige Tochter des kurfürstlichen Apothekers, »*weil ihre Eltern sie wohl erzogen und Vater und Mutter wegen ihrer Ehrlichkeit und Christentum durch Mildtätigkeit gegen die Armen in der ganzen Gegend gut angesehen waren*«. Die Ehe hielt 48 Jahre. Als Anna Dorothea Hoffmann 1737 in Halle starb, war ihr Mann als Leibarzt des Königs Friedrich von Preußen und erster Medizinprofessor in Halle am Zenit seiner Karriere angelangt. Sieben Jahre später, am 12. November 1742, folgte er seiner Frau ins Grab.

Quellen:

Friedrich Hoffmann, Opera omnia, Genf 1740.

Weiterführende Literatur:

Ingo W. Müller, Friedrich Hoffmann (1660–1742), in: Hrsg. Dietrich von Engelhardt und Fritz Hartmann, Klassiker der Medizin. Bd. 1. Von Hippokrates bis Hufeland, München 1991, S. 202–215.
Ingo W. Müller, Iatromechanische Theorie und ärztliche Praxis im Vergleich zur galenistischen Medizin (Friedrich Hoffmann – Pieter van Foreest, Jan van Heurne), Bochum 1988.

HERMANN BOERHAAVE
(1668–1738)

Der bedeutendste Arzt der Aufklärung

Ein goldenes Zeitalter war im 17. Jahrhundert für die Niederlande angebrochen. Die Ostindische und die Westindische Kompanie sorgten durch den Überseehandel für Wohlstand. Die Malerei blühte mit so herausragenden Vertreter wie Rembrandt († 1669) und Peter Paul Rubens († 1640). Die Zeichen der Zeit waren auch an der Wissenschaft nicht vorbeigegangen. So avancierte die medizinische Fakultät der Universität Leiden zur renommiertesten Lehranstalt für Heilkundige aus ganz Europa. Ihr Glanz hielt sich bis in das 18. Jahrhundert hinein. Dieser Ruhm war untrennbar verbunden mit dem Wirken eines Mannes, der gleich drei der fünf Lehrstühle an der Fakultät innehatte. Sein Name war Hermann Boerhaave.

Der Werdegang eines autodidaktischen Arztes und Naturwissenschaftlers

Es sind eher bescheidene Verhältnisse, in denen der später größte Heilkundige des 18. Jahrhunderts zur Welt kommen sollte. Als Sohn des Pfarrers Jacobus Boerhaave wurde er in Voorhout, unweit von Leiden, am 31. Dezember 1668 geboren. Durch dieses Elternhaus erhielt der junge Hermann früh eine theologische Bildung. Im Jahre 1684 nahm er in Leiden sein Studium der Philosophie, Mathematik und Theologie auf, um dort 1690 mit einer philosophischen Arbeit über den Unterschied zwischen Körper und Geist zu promovieren. Doch der Vater starb früh, und trotz seines festen christlichen Glaubens sollte Boerhaave nicht Pfarrer werden. Am 15. Juli 1693 erwarb er an der Geldrischen Universität von Harderwijk seinen Doktorgrad in der Medizin mit einer Dissertation »Über die Nützlichkeit der Prüfung von Exkrementen Kranker auf Krankheitszeichen«. Dabei hatte er weder je eine medizinische Vorlesung gehört, noch war er an der Universität eingeschrieben. Hier finden sich die Anfänge des Begründers einer modernen Medizin als Erfahrungswissenschaft.

Noch im gleichen Jahr lässt er sich in seiner Heimatstadt als praktischer Arzt nieder. Er lebt im Haus seiner Stiefmutter Eva Du Bois und beginnt, sich mit chemischen Experimenten und der Mathematik zu beschäftigen. Bereits zu dieser Zeit genießt er einen hervorragenden Ruf als Arzt. Der Hof von Den Haag bemüht sich ebenso um seine Dienste wie Berlin, Moskau und Florenz. Doch Boerhaave lehnt alle Angebote ab. Schließlich werden 1701 die Weichen neu gestellt. Die Kuratoren der medizinischen Fakultät in Leiden richten sich mit einem dringenden Hilfsappell an Boerhaave. Das so komentenhaft aufgestiegene Zentrum der europäischen Heilkunde ist nun ebenso rasant im Niedergang begriffen. Von den fünf Lehrstühlen sind nur drei besetzt, die von den Professoren aber aus unterschiedlichen Gründen sträflich vernachlässigt werden. Boerhaave soll als *Lector Institutionum Medicarum* diesen Misstand überbrücken helfen. Zumindest für einen befristeten Zeitraum von drei Jahren. Doch aus diesen drei Jahren werden drei Jahrzehnte, an denen Boerhaave die medizinische Fakultät noch einmal zur Blüte treibt.

Schon bald finden sich Hunderte von Studenten aus allen Teilen Europas in seinen Vorlesungen ein. Im Jahre 1709 übernimmt Boerhaave den Lehrstuhl für Botanik, ein ihm bislang noch fremdes Feld. Doch auch in diese Materie arbeitet er sich schnell ein und baut den Botanischen Garten in der Folgezeit von 6000 auf 8000 Pflanzenarten aus. 1714 wird ihm schließlich auch der Lehrstuhl für praktische Medizin überantwortet. Er beginnt den klinischen Unterricht am Cäcilien-Hospital, das bald in Europa zur Vorzeigeinstitution avanciert. Vier Jahre später, 1718, wird ihm auch noch der Lehrstuhl für Chemie übertragen.

Trotz der zahlreichen Verpflichtungen bleibt Zeit für die Gründung einer Familie. Im Jahre 1710 heiratet der Medizinprofesssor Maria Drolenvaux, die Tochter eines wohlhabenden Kaufmanns. Vier Kinder gehen aus dieser Ehe hervor, doch nur die erstgeborene Tochter erreicht das Erwachsenenalter.

Doch die Erfüllung von Verpflichtungen an drei Lehrstühlen fordert ihren Tribut. Im Jahre 1722 fällt er aufgrund einer schmerzhaften Erkrankung für ein halbes Jahr aus. Sieben Jahre später sieht er sich aufgrund seiner angeschlagenen Gesundheit gezwungen, die Lehrstühle für Chemie und Botanik aufzugeben. Im Jahre 1737, inzwischen 69 geworden, erleidet er am Krankenbett einen schweren Anfall von Atemnot. Er ist gezwungen, sich völlig aus dem Lehrbetrieb zurückzuziehen. Sein letztes Lebensjahr verbringt er außerhalb der Stadt in seinem Landhaus, bei dem er einen kleinen botanischen Garten unterhält und seine Zeit mit Musik wie Lektüre verbringt. Am 3. September 1738 stirbt er an den Folgen seines Herzleidens und wird in der Leidener St.-Peters-Kirche beigesetzt.

Nach Boerhaaves Tod verliert die medizinische Fakultät der Universität Leiden rasch an Bedeutung. Doch die zahlreichen Schüler Boehaaves vermitteln die Methoden ihres brillianten Lehrers in ganz Europa.

Dorothea Christiane Erxleben

Quellen:

Herman Boerhaave, Opera omnia medica, Venedig 1742.
Boerhaave's operations. Translated with introductions and notes by
E. Kegel-Brinkgreve and A. M. Luyendijk, Leiden 1983.

Weiterführende Literatur:

Rina Knoeff, Herman Boerhaave (1668–1738). Calvinist, chemist and phy-
sician, Amsterdam 2002.
Ursula Kein, Experimental history and Herman Boerhaave's chemistry of
plants, Berlin 2003.
Christopher Booth, A physician reflects. Herman Boerhaave and other es-
says, London 2003.
Samuel Johnson, The life of Dr. Boerhaave, Leiden 1994.
Richard Toellner, Hermann Boerhaave (1668–1738), in: Hrsg. von Dietrich
von Engelhardt und Fritz Hartmann, Klassiker der Medizin. Bd. 1. Von
Hippokrates bis Hufeland, München 1991, S. 215–230.

DOROTHEA CHRISTIANE ERXLEBEN
(1715–1762)

Die erste promovierte Ärztin in Deutschland

Aus dem Wochenbett unter den Doktorhut zu kriechen,
sei ja wohl ein Paradoxon, spottete die Quedlinburger Ärzteschaft über Dorothea Christiane Erxleben. Die Medizinerin
und mehrfache Mutter ließ sich von derlei Reden nicht beirren.
Allen Widerständen der Zeit zum Trotz promovierte sie 1754
in Medizin. Sie war die erste Frau in den deutschsprachigen
Ländern, die die medizinische Doktorwürde erwarb.

Dorothea Christiane Erxleben wurde am 13. November 1715
in Quedlinburg im Harz als Tochter des in der Stadt praktizierenden Arztes Christian Polykarp Leporin (1689–1747) und
seiner Ehefrau geboren. Die Auffassung des Vaters muss sich
in Einigem von der seiner Zeitgenossen unterschieden haben.
Jedenfalls erteilte er seiner Tochter, deren besondere Begabung
ihm aufgefallen war, gemeinsam mit seinem Sohn Unterricht
und sorgte sich durch Privatunterricht auch um ihre medizinische Ausbildung. Im Jahre 1741, während des ersten Schlesischen Krieges, erteilte ihr der preußische König Friedrich II.

(1712–1786) auf ein Bittgesuch hin die Erlaubnis zur Aufnahme des Medizinstudiums in Halle. Im folgenden Jahr veröffentlichte sie ihre »Gründliche Untersuchung der Ursachen, die das weibliche Geschlecht vom Studieren abhalten«. Und trotz der besonderen Genehmigung hielten auch sie private Angelegenheiten zunächst davon ab, die mühsam erwirkte Studiengenehmigung wahrzunehmen. Denn noch im gleichen Jahr heiratete sie den verwitweten Diakon Johann Christian Erxleben (1697–1759). In den folgenden Jahren war dem Paar reicher Kindersegen beschieden. Unterdessen praktizierte sie in Quedlinburg. Dies rief die männliche Ärzteschaft der Stadt auf den Plan, die die Heilkundige der Kurpfuscherei zeihten und sie auf jede nur erdenkliche Weise zu verunglimpfen versuchten. Diese Umstände gaben schließlich den Anlass dafür, dass Dorothea Christane Erxleben ihre Promotion an der Universität Halle einreichte. Nachdem sie auch die mündliche Prüfung erfolgreich absolviert hatte, versicherte sich die medizinische Fakultät der Zustimmung des Königs. Friedrich II. gab sein Einverständnis. Und so wurde die 39jährige Ärztin durch den Pietisten Johann Juncker (1679–1759), der als Dekan der medizinischen Fakultät wirkte und ihr Ersuchen unterstützt hatte, am 12. Juni 1754 als erste Frau in einem deutschsprachigen Land feierlich promoviert. Ihre Dissertation erschien 1754 zunächst in lateinischer Sprache, der 1755 eine deutsche Übersetzung folgte. Bis zu ihrem frühen Tod im Jahre 1762 wirkte sie als Ärztin in ihrer Heimatstadt Quedlinburg. Mit ihrem Beispiel wurde sie im 19. Jahrhundert das Vorbild derer, die für eine Zulassung von Frauen zum Studium kämpften. Doch sollte es bis ins Jahr 1901 dauern, ehe mit Mathilde Wagner in Freiburg die nächste Frau ihr Studium der Medizin mit der Promotion abschließen konnte.

Quellen:

Dorothea Christiane Erxleben. Gründliche Untersuchung der Ursachen, die das weibliche Geschlecht vom Studium abhalten. Mit einem Nachwort von G. Rechenberg, Hildesheim 1987.
Dorothea Christiane Erxleben, Academische Abhandlung von der gar zu geschwinden und angenehmen, aber deswegen öfters unsichern Heilung der Krankheiten, halle 1755.

Weiterführende Literatur:

Eva Brinkschulte/Eva Labouvie (Hrsg.), Dorothea Christiane Erxleben. Weibliche Gelehrsamkeit und medizinische Profession seit dem 18. Jahrhundert (= Studien zur Landesgeschichte 18), Halle an der Saale 2006.

Kornelia Steffi Gabriele Markau, Dorothea Christiane Erxleben. Die erste promovierte Ärztin Deutschlands. Die Analyse ihrer lateinischen Promotionsschrift sowie der ersten deutschen Übersetzung, Diss. Univ. Halle 2006.

Edward Jenner
(1749–1823)

Kampf gegen die Pocken

Die Pocken zählten jahrhundertelang zu den großen Geißeln der Menschheit. Wer die gefährliche, hochansteckende Infektionskrankheit überlebte, blieb für immer durch Narben entstellt und nicht selten blind. Heute ist der Pockenvirus vom Gesicht der Erde verschwunden. Die letzten existierenden Stämme lagern (hoffentlich) sicher in einigen mikrobiologischen Labors der Supermächte. Dass die Weltgesundheitsorganisation am 9. Dezember 1979 die weltweite Ausrottung der Pocken verkünden und in einer Urkunde dokumentieren konnte, ist nicht zuletzt der Verdienst des englischen Arztes Edward Jenner.

Beobachtungen aus dem Alltag

Edward Jenner erblickte als jüngstes von sechs Kindern von Reverend Stephen Jenner († 1754) und dessen Ehefrau am 17. Mai 1749 im englischen Berkeley (Gloucestershire) das Licht der Welt. Der Vater hatte den Grad eines Magister Artium in Oxford erworben, wirkte als Rektor von Rockhampton und Vikar von Berkeley. Der große Landbesitz der Familie sicherte einen guten Lebensunterhalt. Früh verlor Edward beide Eltern. Um seine Erziehung sorgte sich nun der älteste Bruder, Reverend Stephen Jenner. Für einige Monate besuchte der Junge die Lateinschule in Cirencester. Danach wird er zur weiteren

Erziehung einem Geistlichen in Wotton-under-Edge überantwortet. Im Alter von erst 12 Jahren beginnt Edward Jenner
1761 eine Lehre bei einem Wundarzt namens Abraham Lud-
low in Sobury unweit der Hafenstadt Bristol.

Nach Abschluss seiner Lehrzeit setzte Edward Jenner seine medizinische Ausbildung bei den Brüdern William († 1783)
und John Hunter († 1793) fort, die in London ein privates
Lehrinstitut betrieben. Gegen einen Aufpreis konnten die Studenten dort auch an Sektionen menschlicher Leichen teilneh-
men. John Hunter, der Begründer der pathologischen Anatomie in England, nahm Edward Jenner als ersten Hausschüler
bei sich auf. Im Oktober 1770 wirkte Jenner an der Seite seines
Lehrmeisters am St. George's Hospital, wo er an den Kranken-
betten und allerlei Experimenten an lebenden Tieren reiche
Einblicke in die Anatomie gewinnen konnte. Daneben half er
Hunter beim Aufbau seines Museums für Anatomie und Pathologie. Hunters Grundprinzip bestand im Vergleichen von
Befunden, sei es nun auf dem Gebiet der Biologie, der Anatomie, der Physiologie oder der Pathologie. Es sollte Jenners
späteres Leben nachhaltig prägen. Nachdem er auf diese Weise drei Jahre in London gewirkt hatte, kehrte er 1773 in seinen
Geburtsort Berkeley zurück. Hier begann er als Wundarzt zu
praktizieren. Er hielt in dieser Zeit engen Kontakt zu seinem
ehemaligen Lehrer und Freund John Hunter. Neben seiner
ärztlichen Tätigkeit richtete sich Jenners wissenschaftliches Interesse in den folgenden Jahren vor allem auf naturkundliche
Fragen. Auf Anregung Hunters stellte er insbesondere Beobachtungen über das Verhalten des Kuckucks an. So entdeckte er im Juni 1787 unter anderem, dass es der junge Kuckuck
selber ist, der die Eier oder Jungtiere der Wirtvögel aus dem
Nest befördert. Seine 1788 in den *Philosophical Transactions* ver-
öffentlichten Erkenntnisse stießen auch außerhalb Englands
auf ein großes Echo in der Fachwelt und bescherten ihm im
darauffolgenden Jahr die Mitgliedschaft in der altehrwürdigen
Royal Society. Kurz zuvor hatte der 39jährige Junggeselle Catherine Kingscote geehelicht, mit der er zwei Söhne und eine
Tochter zeugte.

Auf der Spur der Angina Pectoris

Im medizinischen Bereich galt sein Interesse etwa zur gleichen Zeit vor allem den Pocken und der Angina Pectoris. Aufgrund seiner reichen Erfahrung bei anatomischen Sektionen gelang es Jenner, als Ursache der Angina Pectoris eine Verhärtung der Koronararterien nachzuweisen. Bereits an der Seite von Hunter war ihm 1772 in London der erste Fall untergekommen, bei der die Ärzte jedoch auf eine entsprechende Untersuchung der entsprechenden Arterien verzichtet hatten. Als sich wenig später Jenner selbst die Gelegenheit bot, die Sektion an einem Verstorbenen durchzuführen, dessen Todesumstände auf eine Angina pectoris hindeuteten, holte er das Versäumte nach. Seinen eigenen Aussagen zufolge führte er am Herzen nahe der Basis einen Querschnitt aus. Dabei stieß er auf verknöcherte Kranzadern, die selbst seinem Messer eine Scharte beibrachten. Bei der folgenden Sektion eines vermutlich an den Folgen einer Angina pectoris Verstorbenen war sich Jenner bereits sicher, was er vorfinden würde. Seine Annahme erwies sich als richtig. Als ihm aufgrund seiner Erkenntnisse um 1777 zum ersten Mal Anzeichen einer Angina Pectoris bei seinem langjährigen Freund und Lehrer John Hunter auffielen, teilte er seinen Verdacht zwei Mitgliedern der gemeinsamen sonntäglichen Treffen im Hunter'schen Hause mit. Diese maßen seiner Einschätzung, wie Jenner später schrieb, allerdings keine größere Bedeutung zu. Nachdem Hunter sechzehn Jahre später, am 16. Oktober 1793, verstorben war und einer der zwei Gesprächspartner der lange zurückliegenden Unterhaltung die Obduktion des Leichnams vorgenommen hatte, teilte dieser Jenner in einem Schreiben mit, die Befunde hätten seine damalige Befürchtung bestätigt. Doch weitaus bekannter als seine Untersuchungen zur Angina Pectoris wurden Jenners Schriften über die Schutzimpfungen gegen die gefürchteten Pocken.

Variolation/Inokulation und die Vakzination Edward Jenners

Versuche, einer Pockenimpfung mit Hilfe von Schutzimpfungen vorzubeugen, waren in der letzten Dekade des 18. Jahrhunderts keine Neuheit. Wann genau man in ländlichen Ge-

genden damit begann, sich durch die sogenannte Variolation oder Inokulation gegen eine gefährliche Infektion mit »wilden« Pocken zu schützen, ist unklar. Bei dieser Art von Impfung ging es darum, durch die künstlich herbeigeführte Infektion mit Pockenmaterie eine Immunisierung herbeizuführen. Durch Beobachtungen im Alltag hatte man vermutlich herausgefunden, dass zufällige Verletzungen der Haut etwa durch eine Pockenkruste eine milde Form der Krankheit auslösten und Schutz vor weiterer Ansteckung bedeuteten. Sicher ist, dass die Variolation spätestens gegen Ende des 17. Jahrhunderts im Osmanischen Reich praktiziert wurde. Eine ausführliche Schilderung über die dort gängige Praxis der Inokulation findet sich in einem Brief der Lady Mary Wortley Montagu († 1762), der Ehefrau des englischen Botschafters bei der Hohen Pforte, an ihre Freundin Sarah Chiswell vom 1. April 1717. Darin heißt es, man versammele sich zu einer Art heiterem Beisammensein, während dessen ältere Frauen mehre Venen anritzten und jeweils eine Nadelspitze mit dem Inhalt von Pockenpusteln einbrächten. Bei den Kindern, bei denen auf diese Weise die Pocken inokuliert würden, zeige sich dann ein milder Krankheitsverlauf. Lady Montagu war so begeistert von der Inokulation, die sie für weitgehend risikolos erachtete, dass sie ihrer Freundin in dem Schreiben mitteilte, auch ihren kleinen Sohn auf diese Weise immunisieren lassen zu wollen. Tragischerweise sollte die Empfängerin des Briefes 1726 selbst den Pocken zum Opfer fallen. Lady Montagu setzte 1718 ihre Ankündigung in die Tat um. Der Chirurg der britischen Botschaft in Konstantinopel, Charles Maitland, nahm die Inokulation des Kindes vor. Zurückgekehrt nach London wurde 1721 auch die Tochter der Montagus auf diese Weise immunisiert. Im gleichen Jahr sollte die Variolation mit Billigung des Königs an Strafgefangenen ausgeführt werden, um die Ungefährlichkeit der Methode zu beweisen. Bald darauf wurde die Inokulation in England im wahrsten Sinne des Wortes »hoffähig«. Ungefährlich, wie Lady Montagu glaubte, war diese mit echten Pocken durchgeführte Methode allerdings nicht. Sie konnte nicht nur zu einer ernsthaften Erkrankung der inokulierten Person, sondern gar zu einer epidemischen Ausbreitung der Krankheit führen.

An dieser Stelle trat Edward Jenner auf den Plan. Noch während seiner Lehrjahre bei Abraham Ludlowe in Sobury hatte er zufällig die Bemerkung einer Patientin aufgeschnappt, sie habe bereits die Kuhpocken gehabt und benötige deshalb keine Inokulation mehr. In Berkeley konzentrierte Jenner große Anstrengungen darauf, Aussagen darüber zu sammeln, wie die Landbevölkerung über die immunisierende Wirkung einer Erkrankung von Menschen an Kuhpocken dachten. Bei seinen Versuchen, Kuhpocken auf den Menschen zu übertragen war der engagierte Arzt nicht der erste. Allerdings ging er bald dazu über, den Impfstoff nicht allein aus den Pockenpusteln erkrankter Kühe zu gewinnen. Er verwendete hierzu auch Material von Menschen, die mit Kuhpocken infiziert waren. Am 17. Dezember 1789 hatte er an seinem einjährigen Sohn einen Impfversuch mit Schweinepocken vorgenommen. Vier Wochen später überprüfte er das Resultat dieser Vakzination durch die Variolation mit dem Pockenvirus. Sieben Jahre später gelingt es ihm, Kuhpockenviren von einem Menschen auf einen anderen zu übertragen. In zahlreichen Falluntersuchungen sichert er seine Beobachtungen ab. Bei dem geräumigen Landhaus namens »The Chantry«, das der Arzt bereits 1785 erworben hatte, befand sich eine Hütte, in der er die Impfungen vornahm. Sie trug den bezeichnenden Namen »Temple of Vaccinia«. Mit der Vakzination hatte Jenner eine Möglichkeit gefunden, die weitaus gefährlichere Methode der Inokulation/Variolation abzulösen. Sein großer Verdienst besteht nicht zuletzt auch darin, dass er mit allen Mitteln für die Verbreitung seiner Impfmethode gesorgt hat, die er erstmals 1798 publik machte. Bis 1814 besuchte er alljährlich für mehrere Monate London, um seiner Schutzimpfung eine breite Öffentlichkeit zu verschaffen. Zwischen 1801 und 1805 praktizierte er dort auch, nachdem er 1792 auf dem Korrespondenzwege und gegen Zahlung einer Gebühr seinen medizinischen Doktorgrad an der schottischen Universität St. Andrew's erworben hatte. Seinem Geburtsort hatte er zu dieser Zeit bereits den Rücken gekehrt und wirkte stattdessen in der einträglicheren Stellung eines Badearztes im Kurort Cheltenham. Im Jahre 1815 starb seine Frau Catherine nach siebzehnjähriger Ehe. Edward Jenner, inzwischen 66 Jahre alt, zog sich mehr und mehr aus der Öffentlichkeit zurück. Seine letzte Energie gehörte nur noch der Verbreitung seines Lebenswerkes. Am 26. Januar 1823 starb der Kämpfer gegen die Pocken an den Folge eines Hirnschlags.

Quellen:

Edward Jenner, An inquiry into the causes and effects of the variolae vaccinae, a disease discovered in some of the western counties of England, particularly Gloucestershire, and known by the name of the cow pox, London 1798.

Edward Jenner, Untersuchungen über die Ursachen und Wirkungen der Kuhpocken, 1798. Übersetzt und eingeleitet von Viktor Fossel (= Sudhoffs Klassiker der Medizin), Leipzig 1911.

Weiterführende Literatur:

Hervé Bazin, The eradication of smallpox. Edward Jenner and the first and only eradication of a human infectious disease, San Diego 2000.

Richard B. Fisher, Edward Jenner (1749–1823), London 1991.

Manfred H. Lücke, Edward Jenner, in: Hrsg. von Dietrich Engelhardt und Fritz Hartmann, Klassiker der Medizin. Bd. 1. Von Hippokrates bis Hufeland, München 1991, S. 309–327.

Karl-Heinz Leven, Die Geschichte der Infektionskrankheiten. Von der Antike bis ins 20.Jahrhundert (= Fortschritte in der Präventiv- und Arbeitsmedizin 6), Landberg/Lech 1997.

CHRISTIAN FRIEDRICH SAMUEL HAHNEMANN
(1755–1843)

Begründer der Homöopathie

An Samuel Hahnemanns Lehren der »Homöopathie« schieden sich die Geister seiner Zeitgenossen. Und die Geister scheiden sich auch heute noch. Während weltweit Millionen von Menschen auf Hahnemanns alternative Heilweise vertrauen, zweifeln mindestens ebenso viele an der Wirksamkeit der Arzneimittelgaben in hoher Verdünnung auf der Grundlage des Ähnlichkeitsprinzips. Es ist wohl einzigartig in der Geschichte der Medizin, dass sich zum Teil hitzig geführte Diskussionen zwischen Gegnern und Befürworter einer bestimmten Form der Heilkunde über mehr als ein Jahrhundert hinziehen.

Die frühen Jahre

Das sächsische Meißen, die berühmte Stadt des Porzellans unweit von Dresden, erlebte gerade schwere Tage. Die Plünderungen der Preußen im Siebenjährigen Krieg (1756–1763) hatten die Porzellanmanufaktur schwer getroffen und blieben nicht ohne Auswirkung auf die Porzellanmaler. Als solcher verdingte sich Christian Gottfried Hahnemann, der Vater Samuels, der als Sohn aus zweiter Ehe mit Johanna Christina am 10. April 1755 geboren worden war. Der Schulbesuch Samuel Hahnemanns verlief eher unregelmäßig, denn der Vater wollte den Jungen früh in eine Lehre geben. Die Lehrer erkannten allerdings das Talent des Jungen, erwirkten eine Befreiung von den obligatorischen Zahlungen des Schulgeldes. Im Jahre 1770 durfte er schließlich als Externer die Fürsten- und Landesschule St. Afra in Meißen besuchen.

Nach seinem Abschluss nahm Samuel Hahnemann 1775 das Studium der Medizin in Leipzig auf. Die finanzielle Situation der Familie erlaubte es nicht, das Studium des begabten Sohnes zu unterstützen. So verdingte sich der junge Student mit Sprachunterricht für ausländische Mitstudenten und fertigte Übersetzungen medizinischer und chemischer Fachliteratur aus dem Englischen und Französischen an. Da die Universität Leipzig zu dieser Zeit nicht über eine Klinik verfügte, die Hahnemann praktische Einblicke in die ärztliche Tätigkeit hätte gewähren können, entschloss er sich nach vier Semestern zum Wechsel des Studienortes an die Universität Wien. Seine Erwartungen sollten sich voll erfüllen. In Wien machte er die Bekanntschaft des Leibarztes der Kaiserin Maria Theresia und Leiters des Spitals der Bramherzigen Brüder, Hans von Quarins, der Gefallen an dem engagierten jungen Sachsen fand. Und so durfte Hahnemann als einziger der Studenten den Arzt zu seinen Privatpatienten begleiten. Doch seine finanzielle Situation holte Hahnemann schnell ein. Nach nicht einmal einem Jahr musste er sein Studium unterbrechen. Quarin vermittelte ihm eine bezahlte Anstellung beim Baron von Bruckenthal, dem Statthalter von Siebenbürgen. Samuel Hahnemanns Aufgaben bestanden nun in der Pflege von dessen Bibliothek und Münzsammlung sowie in hausärztlichen Dienstleistungen. In dieser Zeit hatte Hahnemann genügend Gelegenheit, seine bereits guten Sprachkenntnisse weiter zu schulen. Auch wurde er in die Freimaurer-Loge »Sankt Andreas zu den Drei Seeblättern« aufgenommen. Zwei Jahre später verließ er Siebenbürgen und wandte sich zum Abschluss seines Studiums an die Universität Erlangen. Dort erwarb er im August 1779 den medizinischen Doktorgrad.

In Hettstedt im Harz begann er als Arzt zu praktizieren. Doch die Praxis war dort nicht einträglich genug. Im Jahre 1781 siedelte er nach Dessau um, wo er wenig später seine Ehefrau Henriette Küchler kennenlernen sollte, die Tochter eines Apothekers. Elf Kinder sollten in den folgenden Jahren aus dieser Eheverbindung hervorgehen.

Doch Hahnemanns Wanderschaft ging weiter. Auch die folgenden Stellen ernährten kaum ihren Mann. In der Zwischenzeit verdiente sich Hahemann ein Zubrot durch Übersetzungen und betätigte sich publizistisch. In diesen 1780er Jahren wurde seine Kritik an der traditionellen Medizin immer deutlicher. Der Aderlass und das Schröpfen als Symbole dieser »alten« Medizin rückten dabei immer wieder in den Vordergrund.

Auf neuen Wegen

Den neuen Weg, den Hahnemann künftig weiter zu gehen gedachte, betrat er erstmals im Jahre 1790 bei seinem berühmten Selbstversuch mit Chinin. Dieser Chinarinde wurde durch die *Materia medica* des englischen Arztes William Cullen magenstärkende Wirkung zugeschrieben. Hahnemann zweifelte an der Richtigkeit dieser Annahme und überprüfte die Wirkung des Chinins an sich selbst, indem er über einige Tage jeweils zweimal eine kleine Menge zu sich nahm und die Wirkung beobachtete. Es zeigte sich, dass dabei körperliche Erscheinungen auftraten, die der Malaria ähnelten. Seine Schlussfolgerung aus dem Versuch sollte die Weichen für sein weiteres Wirken stellen. Hahnemann nahm an, dass das Chinin die Malaria deshalb heilte, weil sie, am gesunden Menschen angewandt, ähnliche Symptome hervorrief.

Nicht nur im medizinischen Sinne beschritt Hahnemann neue Wege. Häufig wechselte er in den folgenden Jahren den Wohnort. Seine Ansicht, das Arzneimittel, das im gesunden Organismus bei Einnahme eine der zu behandelnden Krankheit möglichst ähnliche Symptomatik hervorrief, sei das Geeignetste, verfestigte sich. Im Jahre 1796 erhob er diese Erkenntnis zum Grundprinzip. Schon im folgenden Jahr wandte er sich vehement gegen den Gebrauch zusammengesetzter Arzneien. Neben dem »Ähnlichkeitsprinzip« galt die Erfahrung als wesentliche Voraussetzung für eine wirksame Behandlung. Im Jahre 1805 erschien Hahnemanns neues Konzept unter dem Titel *Heilkunde der Erfahrung*.

Noch im gleichen Jahr eröffnete er in Torgau eine Praxis. Im Mittelpunkt seines weiteren Wirkens stand die Formierung seiner Heilkunde, für die er 1807 den Begriff »Homöopathie« prägte. Drei Jahre später, 1810, erschien die erste Auflage seines grundlegenden homöopathischen Werkes *Organon der rationellen Heilkunde*. Dieses erfuhr noch eine Zahl weiterer Auflagen. Bei der Anamese setzt Samuel Hahnemann auf Individualisierung. Die gründliche Aufnahme der Beschwerden im Gesamtkontext des jeweiligen Patienten tritt noch heute erhalten in den Krankenjournalen Hahnemanns hervor. Die Durchsetzung seines neuen Weges war das nächste Ziel. Im Jahre 1811 habilitierte sich Hahnemann in Leipzig. Nun konnte er Vorlesungen halten und versuchen, Studierende für seine Sache zu gewinnen. Bis 1821 verfasste er in Leipzig seine sechsbändige *Reine Arzneimittellehre*. Darin geht es nicht allein um die Wahl der richtigen Substanz zur Behandlung, sondern auch um deren Dosierung. Diese sollte in kleinen Dosen, verdünnt, aber dafür häufiger erfolgen. Die Verdünnung trug Hahnemann die Klage der Leipziger Apothekerschaft ein, der Herzog Ferdinand von Anhalt-Köthen aber mit einer speziellen Erlaubnis an den »Homöopathen« entgegenwirkte.

Nun versuchte sich Hahnemann darin, auch die von ihm als »chronisch« definierten Krankheiten nach seinem System zu fassen. Sie charakterisierte er – in drei verschiedene Grundformen geteilt – dadurch, dass aufgrund eines »Ur-Übels« keine vollständige Ausheilung gegeben sei. Als Mittel zur Behandlung etwa der Syphilis schlug er – die gefährliche – innere Gabe von Quecksilber vor. Doch die meisten seiner Schüler nahmen dieses letzte große Werk nicht an.

Nachdem Hahnemanns erste Frau 1830 nach 48-Jähriger jEhe gestorben war, heiratete der 79jährige 1835 die junge Französin Marie Melanie d'Hervilly, eine seiner Patientinnen.

Im Frühsommer des Jahres verließ er gemeinsam mit ihr Köthen in Richtung Paris. Er wurde von den Mitgliedern der Französischen Homöopathischen Gesellschaft begeistert aufgenommen. Bis zu seinem Tod am 2. Juli 1843 praktizierte er jene Heilkunde, deren Entwicklung er sich ein Leben lang gewidmet hatte.

Quellen:

Samuel Hahnemann, Allopathie. Ein Wort der Warnung an Kranke jeder Art, Leipzig 1831.
Samuel Hahnemann, Organon. Textkritische Ausgabe der 6. Auflage, bearbeitet und herausgegeben von Josef M. Schmidt, Heidelberg 1992.
Samuel Hahnemann, Krankenjournale, bisher 10 Bde., Heidelberg 1991

Weiterführende Literatur:

Robert Jütte, Samuel Hahnemann, Begründer der Homöopathie, München 2005.
Robert Jütte, Geschichte der Alternativen Medizin, München 1996.
Martin Dinges (Hrsg.), Weltgeschichte der Homöopathie, München 1996.
Renate Wittern, Samuel Hahnemann /1755–1845), in: Hrsg. von Dietrich von Engelhardt und Fritz Hartmann, Klassiker der Medizin. Bd. 2. Von Philippe Pinel bis Viktor von Weizsäcker, München 1991, S. 37–50.

IGNAZ PHILIPP SEMMELWEIS
(1818–1865)

Streiter wider das Kindbettfieber

Dem Glück der jungen Mutter folgte nur allzu häufig der Tod auf dem Fuß. Am Beginn des 19. Jahrhunderts forderte das gefürchtete Kindbettfieber besonders viele Opfer unter den Wöchnerinnen, die in den Abteilungen für Geburtshilfe von Krankenhäusern ihre Kinder zur Welt gebracht hatten. Bei Hausgeburten hingegen trat es sehr viel seltener auf. Ja, selbst Frauen, die unter schwierigsten Bedingungen ohne Obdach entbanden, blieben von der Geißel zumeist verschont. Ihrem Geheimnis kam schließlich der Gynäkologe Ignaz Philipp Semmelweis auf die Spur. Unzähligen Müttern rettete seine Entdeckung fortan das Leben. Sein eigenes verlief am Ende

tragisch. Erst posthum gelangte Semmelweis als »Retter der
Mütter« zu Ehren.

Jahre der Orientierung

Als Ignaz Philipp Semmelweis am 1. Juli 1818 im unga-
rischen Buda das Licht der Welt erblickte, war Ungarn fester
Bestandteil der großen, vom österreichischen Kaiser Franz I.
(† 1835) in Wien regierten Donaumonarchie. Auf dem Wiener
Kongress 1814/1815 war Europa nach dem Ende der napoleo-
nischen Herrschaft mit dem Ziel neugeordnet worden, das
Gleichgewicht der fünf Großmächte Frankreich, Großbritannien, Rußland, Österreich und Preußen wiederherzustellen.
Für Österreich hatte dies den Verzicht auf die habsburgischen
Niederlande (einem Teil des heutigen Belgien) und Vorder-
österreich bedeutet. Im Gegenzug war es zu Gebietsabrun-
dungen in Galizien, Oberitalien und Dalmatien gekommen.
Semmelweis war ein Kind dieses Vielvölkerstaates, der in der
weiteren Folge mehr und mehr aus Deutschland herauswuchs.
Seine amtlichen Dokumente sollten den Sohn einer deutschsprachigen Kaufmannsfamilie unter der Rubrik Nationalität
stets als *hungarus*, als Ungarn, ausweisen. Der Ursprung der
Semmelweis' liegt wie der seines Zeitgenossen, des Kompo-
nisten Franz Liszt (1811–1886) in Altungarn, dem jetzt österreichischen Bundesland Burgenland. Sein Vater Josef Semmelweis
(1778–1846) stammte aus Kismarton, dem heutigen Eisenstadt.
Im Alter von 28 Jahren war er 1806 nach Buda gekommen.
Dort erwarb er das Bürgerrecht und eröffnete einen Laden
namens »Zum weißen Elefanten« in dem Haus, in welchem
zwölf Jahre später sein Sohn Ignaz zur Welt kommen sollte.
Im Jahre 1810 verheiratete sich Josef Semmelweis mit Theresia
Müller, der Tochter eines wohlbegüterten Stellmachers. Diese
Eheverbindung trug erheblich zum Wohlstand der Familie bei,
die in Buda zahlreiche Häuser besaß. So waren die finanziellen
Voraussetzungen gegeben, um den Kindern eine gute Ausbil-
dung zu ermöglichen.

Ignaz Semmelweis war ein ausgezeichneter Schüler. Sein
Abschlusszeugnis vom Königlich-katholischen Universitäts-
gymnasium am Sankt-Niklas-Turm zu Buda weist den 17-Jäh-
rigen als den zweitbesten unter sechzig Mitschülern aus, der

dem Klassenbesten aber »ebenbürtig« sei. Im Jahre 1835 widmete er sich an der Universität von Pest zunächst dem Studium der Philosophie. Dem Wunsch seines Vaters folgend, nahm er zwei Jahre später ein Jura-Studium an der Wiener Universität auf. Doch der väterliche Traum, aus seinem Sohn einmal einen Militärrichter zu machen, zerplatzte, als der junge Student seine Neigung für die Medizin entdeckte. Er wechselte noch einmal die Fakultät, blieb aber im ersten Studienjahr in Wien. Nach einem zweijährigen Intermezzo an der Universität Pest, schloss er sein Studium schließlich in Wien ab. Mit einer botanischen Arbeit zum Leben der Pflanzen, betitelt *Tractatus de Vita Plantarum,* promovierte Semmelweis 1844, im Alter von 26 Jahren, zum Doktor der Medizin. Noch im gleichen Jahr konnte er auch sein Diplom als Geburtshelfer und Chirurg entgegennehmen.

Ein junger Geburtshelfer und der Tod im Wochenbett

Semmelweis erlebte den Hauch des Wandels, der mit Entfaltung der jüngeren Wiener medizinischen Schule durch die universitäre Ausbildung zu wehen begann. Der internistische Kliniker Josef Skoda (1805–1881) und der Pathologe Karl Freiherr von Rokitansky (1804–1878) zogen mit ihren neuen Konzepten der inneren Diagnostik, die ihren Beweis in pathophysiologischer Anschauung fand, zahlreiche Medizinstudenten an. Daneben stand der im mährischen Brünn geborene Dermatologe Ferdinand Karl Franz Hebra (1816–1880), der – nur wenig älter als Semmelweis – eine Systematisierung der Hautkrankheiten auf anatomischer Grundlage vornahm. Nachdem Skoda keine Assistentenstelle für Semmelweis hatte, wandte sich dieser anstelle der Inneren Medizin der Geburtshilfe zu. Doch auch Johann Klein (1788–1856), der die I. Abteilung der Geburtsklinik am Wiener Allgemeinen Krankenhaus leitete, stellte Semmelweis erst 1846 und zunächst nur provisorisch auf die freie Assistenzstelle ein. Die zweijährige Wartezeit bis zu seiner Anstellung nutzte Semmelweis für den weiteren Besuch von Skodas Vorlesungen und praktischen Übungen am Seziertisch von Rokitansky. Die Aufnahme seiner Tätigkeit in der Geburtshilfe stellte endgültig die Weichen. Doch Semmelweis hatte es schwer unter seinem konservativen Vorgesetzten

Klein, der den Forschungen seines Assistenten stets mehr als mit kritischem Argwohn gegenüberstand und diesen sogar schikaniert haben soll.

Das Krankenhaus war zur Herrschaftszeit des Kaisers Joseph II. (1780–1790) errichtet worden und verfügte seit 1784 über eine Abteilung für Geburtshilfe. Während bis in die 1820er Jahre hinein die Sterblichkeitsrate unter den Wöchnerinnen bei 1,25 % gelegen hatte, begann sich die Zahl der Todesopfer durch das Kindbettfieber plötzlich auffällig zu häufen. Die vorgenommene Trennung der Klinik in zwei Abteilungen brachte keine erkennbare Linderung. In den Jahren, bevor Semmelweis seine Tätigkeit bei Klein aufnahm, waren besonders viele Todesfälle zu verzeichnen gewesen. In Kleins I. Abteilung, in der ausschließlich Medizinstudenten an den Betten der Wöchnerinnen wirkten, waren zwischen 1841 und 1846 fast 10 % aller jungen Mütter gestorben, 1989 Frauen unter 20.042 Gebärenden. In der II. Abteilung, wo allein Hebammen die Wöchnerinnen versorgten, ereigneten sich im gleichen Zeitraum 691 Todesfälle bei 17.791 Entbindungen (3,38 %). Dabei gab es Monate wie den Oktober 1842, in denen fast ein Drittel aller Gebärenden am Kindbettfieber starben. Sowohl das Ausmaß der Sterblichkeit unter den Wöchnerinnen wie auch die markanten Unterschiede zwischen den Abteilungen riefen alsbald die Obrigkeiten auf den Plan. Doch die eingesetzten Untersuchungskommissionen bemühten sich vergebens darum, die Ursachen zu finden. Die unterschiedlichsten Erklärungen wurden vorgebracht. Manche hielten das Kindbettfieber für ansteckend, andere sahen die überfüllten Krankensäle als Grund, wieder andere konzentrierten ihren Blick auf die Heilmethoden. Semmelweis wurde Zeuge der unhaltbaren Zustände und zeigte sich zutiefst erschüttert. Doch wirkte er vorerst nur wenige Monate an Kleins Abteilung. Semmelweis hatte sich bei seiner Anstellung verpflichten müssen, seinen Posten zu räumen, wenn sein Vorgänger zurückkäme. Dieser Fall war nun eingetreten.

Entdeckungen am Seziertisch

Unterstützt von seinem Lehrer Karl Freiherr von Rokitansky, machte sich Semmelweis daran, Opfer des Kindbettfiebers systematisch zu obduizieren. Das Bild, das sich dabei bot, war immer das gleiche. Arterien, Lymphgefäße, Bauch- und Brustfell wie auch der Herzbeutel und die Hirnhaut zeigten Entzündungen. Bei Josef Skoda hatte Semmelweis gelernt, Diagnosen durch Ausschluss zu stellen. Am Anfang seiner Überlegungen standen dabei die großen Unterschiede in der Zahl der Erkrankungen am Kindbettfieber in den beiden Abteilungen. Die Krankheit verhielt sich nicht wie eine Seuche. Sie trat nicht plötzlich in der ganzen Stadt auf und auch das jahreszeitliche Klima spielte augenscheinlich keine Rolle. Inzwischen hatte Semmelweis seine alte Anstellung als Assistent von Klein wieder aufgenommen. Dieses Mal endgültig, nachdem sein zurückgekehrter Vorgänger nur kurze Zeit später als Professor an die Universität Tübingen berufen worden war.

Den entscheidenden Durchbruch erzielte Semmelweis bei seinen Überlegungen und Untersuchungen im Frühjahr 1847. Der mit Semmelweis befreundete Professor der Gerichtsmedizin Jakob Kolletschka war auf tragische Weise gestorben. Bei einer Sektion hatte ihm einer seiner Schüler versehentlich die Hand verletzt. Die daraus resultierende Pyämie hatte den Professor das Leben gekostet. Als Semmelweis dessen Obduktionsprotokoll einsah, erkannte er, dass das Krankheitsbild des verstorbenen Freundes dem der Frauen glich, die am Kindbettfieber verstorben waren. Er folgerte daraus, dass die Ursachen in beiden Fällen die gleichen seien. Demnach musste die Krankheit durch Leichenteilchen hervorgerufen werden, die in die Blutgefäße gelangten. Dies erklärte zugleich die unterschiedliche Sterblichkeitsrate in den beiden Abteilungen. Nur die Medizinstudenten und Ärzte der I. Abteilung sezierten Leichen und kamen ständig mit diesen in Berührung, nicht aber die Hebammen der II. Abteilung. Seife war demnach nicht genug, um die Hände vom »Leichengift« zu reinigen. Semmelweis sucht nach einem geeigneten Desinfektionsmittel. Nach mehreren Versuchen entschied er sich im Mai 1847 schließlich für eine Desinfektion von Instrumenten und Geräten durch eine wässrige Chlorkalklösung. Umgehend sank in den folgenden Monaten die Sterberate unter den Wöchnerinnen und fiel im Juli desselben Jahres auf 1,20 %. Im weiteren Verlauf zeigte sich, dass die Infektionsgefahr nicht allein von Obduktionen ausging. Auch Mitpatientinnen, die an bestimmten Erkrankungen litten, kamen als Infektionsquelle in Frage, sofern der untersuchende Arzt nicht nach jeder Untersuchung seine Hände mit der Chlorkalklösung desinfizierte. Der Erfolg blieb nicht aus. Die Sterberaten blieben in beiden Abteilungen auf niedrigem Stand. In manchen Monaten starb keine einzige Wöchnerin. Semmelweis' Erkenntnisse einer Vermeidung von Ansteckung durch Asepsis hatten sich anhand solcher Ergebnisse als richtig erwiesen. Sie sollten nicht auf die Geburtshilfe beschränkt bleiben und schon bald in allen medizinischen Fächern Einzug halten.

Um so unverständlicher erscheinen aus heutiger Perspektive die ablehnenden Reaktionen internationaler Autoritäten auf dem Gebiet der Geburtshilfe. Auch bei seinem Vorgesetzten Johann Klein sorgten die Entdeckungen seines Assistenten für wenig Begeisterung und nicht wenige von Semmelweis' Kollegen empfanden das häufige Händewaschen mit Desinfektionsmittel schlichtweg als lästig. Semmelweis versäumte es, seine Entdeckung so schnell wie möglich in der Fachliteratur zu veröffentlichen. Das Schreiben fiel ihm nach eigenem Bekunden schwer. Als 1861 schließlich sein Werk *Die Aetiologie, der Begriff und die Prophylaxis des Kindbettfiebers* erschien, waren wohl eben der beschwerliche Stil und eine wenig gelungene Präsentation der Daten Gründe dafür, dass der Widerhall in der Zielgruppe ausblieb. So starben in Europa 1862, als die Zahl der Infektionen wieder einmal ein Rekordhoch erreichte, schätzungsweise 20 % aller Frauen am Kindbettfieber.

Der Bruch

Man kann darüber spekulieren, inwieweit die politische Situation der Jahre 1848/1849 ihr Übriges tat, Semmelweis' Erkenntnissen den Durchbruch zu versperren. Die Ungarn kämpften um ihre Freiheit von Österreich. Der Fürst von Metternich, Hauptprotagonist des Wiener Kongresses und der restaurativen Kräfte, wurde in der Wiener Märzrevolution gestürzt und floh nach England. Fest steht, dass auch Semmelweis zwischen das Räderwerk der Revolution geriet, die im kaiserlichen Wien vor allem von Studenten, der progressiven Professorenschaft und dem Bürgertum getragen wurde. Semmelweis wurde Mitglied der Nationalgarde, deren Organisation der Kaiser zugestimmt hatte. Die Universität vermochte der Regierung die Freiheit der Lehre und des Lernens abzuringen. Ein wichtiger Schritt nach vorn, der insbesondere von Semmelweis und seinen Gönnern Skoda und Rokitansky begeistert aufgenommen wurde. Sie hielten offenbar auch die Stunde für gekommen, um die Einrichtung einer Kommission zu fordern, die sich mit den Vorkommnissen auf der I. Abteilung für Geburtshilfe befassten. Doch der Einfluss der konservativen Professoren, unter ihnen Semmelweis' Vorgesetzter Johann Klein, war noch immer groß genug, um diesem Ersuchen massiv entgegenzuwirken. Semmelweis geriet in den Mittelpunkt der Kontroversen zwischen dem progressiven und dem konservativen Lager der Professorenschaft. Er zahlte seinen persönlichen Preis dafür.

Am 20. März 1849 endete sein Dienstverhältnis als Assistent von Johann Klein. Unter den gegebenen Umständen bestand keinerlei Aussicht auf eine Verlängerung. Trotz der angespannten Situation strebte Semmelweis 1850 seine Habilitation in Wien in. Doch erst im zweiten Versuch erlangte er am 10. Oktober 1850 seine Privatdozentur für »theoretische Geburtshilfe«, die noch dazu auf den »Unterricht am Phantom« eingegrenzt war. Noch im selben Monat kehrte Semmelweis Wien den Rücken. Die unaufhörlichen Widerstände und persönlichen Angriffe haben gewiss maßgeblichen Anteil an dieser Entscheidung gehabt. Doch scheint nicht ausgeschlossen, dass die führenden Mediziner der Universität Pest, mit denen Semmelweis seit langem befreundet war, ihn für den Aufbau ihrer neuen Pester Schule zu gewinnen versucht hatten.

Die letzten Jahre

In Pest eröffnete Semmelweis eine Privatpraxis und betreute daneben ehrenamtlich die Entbindungsstation des St.-Rochus-Hospitals. Dort stieß er auf katastrophale Zustände, die dem Kindbettfieber jeden nur erdenklichen Vorschub leisteten. Den Wöchnerinnen standen fünf kleine Zimmer zur Verfügung, deren Fenster Blick auf den Hof des Seziersaales gaben. Der Leiter der Station wirkte zugleich als Geburtshelfer, Prosektor und Chirurg. Innerhalb kurzer Zeit gelang es Semmelweis mit seinen Maßnahmen, die unhygienischen Verhältnisse zu

ändern und die Sterberate am Kindbettfieber auf 0,85 % zu
senken. Im Jahre 1855 erhielt er schließlich in Pest jene wissenschaftliche Ehrung, die seinem Wirken gebührte. Er wurde
zum Professor für theoretische und praktische Geburtshilfe der
Universität Pest ernannt. Zehn Jahre sollte er als Ordinarius an
der medizinischen Fakultät wirken, die heute als Semmelweis
Universität seinen Namen trägt.

Semmelweis war 39 Jahre alt und noch immer Junggeselle.
Im Jahre 1857 heiratete er Maria Weidenhofer und wurde Vater
von fünf Kindern, von denen allerdings nur drei das Erwachsenenalter erreichten. Dem privaten Glück und dem Ansehen
an der Universität Pest stand jedoch noch immer die beißende
Kritik aus dem Ausland gegenüber. Sie sollte Semmelweis Zeit
seines Lebens verfolgen.

Mysteriös geblieben sind bis heute die Umstände seines
Todes. Offenbar unter einem Vorwand und ohne entspre-
chendes psychatrisches Gutachten wurde der 47jährige Ignaz
Philipp Semmelweis im Juli 1865 in die Niederösterreichische
Heil- und Pflegeanstalt für Geisteskranke in Wien-Döbling ein-
geliefert. Dort starb er dem Obduktionsbefund zufolge am 13.
August 1865 an einer Sepsis. Schwere körperliche Misshand-
lungen und Mangel an ärztlicher Versorgung hatten den Tod
offenbar beschleunigt. Über die Ursachen seiner geistigen Stö-
rung existieren in der Forschung verschiedene Mutmaßungen.
Septische Ursachen werden dabei ebenso genannt wie syphi-
litische oder auch eine Erkrankung an Alzheimer. Der »Retter
der Mütter« fand ein tragisches Ende, das weiterhin der Aufklärung harrt.

Quellen:

Ignaz Philipp Semmelweis, Die Aetiologie, der Begriff und die Prophylaxis des Kindbettfiebers, Budapest/Wien/Leipzig 1861
Gesammelte Werke. Hrsg. u. übers. von Tiberius von Györy, Jena/Naum-
   burg 1905.

Weiterführende Literatur:

Sherwin B. Nuland, Ignaz Semmelweis. Arzt und großer Entdecker, München 2006.
Codell K. Carter/Barbara R. Carter, Childbed fever. A scientific biography
   of Ignaz Semmelweis (= Contributions in medical studies 39), West-
   port/Conn. 1994.

Jósef Antall, Ignaz Semmelweis (1818–1865), in: Hrsg. Doetrich von Engelhardt u. Fritz Hartmann, Klassiker der Medizin. Erster Band: Von Hippokrates bis Christoph Wilhelm Hufeland, München 1991, S. 190–202.
István Benedek, Ignaz Philipp Semmelweis (1818–1865), Wien/Köln/Graz
1983.

RUDOLF VIRCHOW
(1821–1902)

Der Blick auf die Zelle

Die »Natur« stand für ihn stets im Mittelpunkt. Sei es in
den Naturgesetzen oder den Naturwissenschaften. Die Medizin im Range einer Naturwissenschaft, als Wissenschaft vom
Menschen, als Anthropologie im weitesten Sinne, müsse ide-
al als höchste Naturwissenschaft gefasst werden, ließ er um
die Mitte des 19. Jahrhunderts verlauten. Nach dieser Leitlinie
wirkte er als Arzt, Anthropologe und Politiker. Seine Zeitgenossen ließen Rudolf Virchow eine Verehrung zuteilwerden,
die jedes bis dahin gekannte Maß überstieg.

Ein Leben voller Arbeit und Mühe …

Rudolf Virchow wurde am 13. Oktober 1821 in Schivelbein, dem heutigen Świdwin, in Hinterpommern als einziges
Kind von Carl Christian Siegfried Virchow († 1864) und seiner
Ehefrau Maria, gebürtige Hesse († 1857) geboren. Sein Vater
verdingte sich zunächst als kaufmännischer Lehrling, danach
als Handlungsdiener und für einige Jahre als Stadtkämmerer,
bevor er sich als Landwirt betätigte. Der junge Rudolf wurde 1828 in die Stadtschule von Schivelbein eingeschult. Später
besuchte er das Gymnasium Kösslin, wo er 1839 seinen Abschluss erwarb. »Ein Leben voller Arbeit und Mühe ist keine
Last, sondern eine Wohltat« lautete der selbstgewählte Titel
seines Abituraufsatzes im Fach Deutsch.

Nach der Schule nahm er seine ärztliche Ausbildung an
der Militärärztlichen Akademie in Berlin auf, der sogenannten Pépinière. Im Jahre 1843 erfolgte seine Promotion. Im Anschluss daran wurde er zum Assistenten des Prosektors Ro-

bert Froriep († 1861) an der Charité ernannt, dessen Stellung er im Winter 1845 übernahm. Die 1848er Revolution dämmerte am Horizont, und Virchow widmete sein Tun nicht allein der Wissenschaft, sondern verfolgte sozialpolitische und reformerische Ideen.

In diesem Jahr war der junge Arzt nach Oberschlesien entsandt worden, wo zu dieser Zeit eine Typhusepidemie wütete. Die dort gesammelten Erfahrungen prägten den 27-Jährigen zeitlebens. Die Hauptursache für das Elend, das er in jenen Tag zu Gesicht bekam, war für ihn die Ohnmacht des absolutistischen Staates. Ihn galt es durch Demokratisierung zum Wohle des Volkes zu reformieren, um die durch soziales Ungleichgewicht hervorgerufenen »künstlichen« Krankheiten wie Typhus, Skorbut, Tuberkulose und Geisteskrankheiten zu beseitigen. Die beste »Therapie« sah er in sozialem Wandel. Später sollte er seine Ideen in der liberalen »Deutschen Fortschrittspartei«, zu deren Gründungsmitgliedern er am 9. Juni 1861 zählte, bis in den Reichstag hinein vertreten. In seinem beharrlichen Wirken gelang es ihm, wenigstens einige seiner sozialhygienischen Vorstellungen in die Praxis umzusetzen, so beim Bau der Berliner Kanalistaion oder der geregelten Fleischbeschau. Doch zunächst einmal wurde er von seinem Dienst als Prosektor suspendiert. Dass die Suspension schon bald wieder aufgehoben wurde, war für Vichow von eher untergeordneter Bedeutung. Sehr zum Missfallen der ultramontanen Partei wurde er 1849 als ordentlicher Professor der Pathologischen Anatomie nach Würzburg berufen. In den folgenden sieben Jahren sollte sich sein wissenschaftlicher Blick im wahrsten Wortsinn ganz auf die Zelle richten und so die Grundlagen für die von Virchow begründete Zellularpathologie bereiten. Er machte bei seinen Untersuchungen an Knorpel-, Knochen- und Bindegewebe zahlreiche pathologische Entdeckungen, für die er selbst die entsprechenden Begriffe prägte. Nicht nur in wissenschaftlicher Hinsicht ist die Würzburger Zeit eine fruchtbare. Aus der Ehe mit Rose Mayer, der Tochter eines Berliner Gynäkologen, gingen sechs Kinder hervor. Die meisten von ihnen erblickten das Licht der Welt ins Würzburg.

Im Jahre 1856 folgte er einem Ruf nach Berlin, wo 1858 die erste Auflage seines medizinischen Hauptwerkes mit dem Titel *Die Cellularpathologie in ihrer Begründung auf physiologische und pathologische Gewebelehre* erschien. Bis zu seinem Tod am 5. September 1902 infolge eines Verkehrsunfalls, bei dem der 81 jährige einen Oberschenkelhalsbruch erlitten hatte, wirkte er in Berlin.

In die Zeit seines späteren Wirkens in der Hauptstadt fällt nicht nur sein Werk zu den Untersuchungen der Trichinose, sondern auch sein wachsendes Interesse an Anhropologie und Ethnologie. So gehörte er 1871 zu den Mitbegründern der Deutschen Anthropologischen Gesellschaft. Seine pathologischen Entdeckungen sicherten ihm wissenschaftlichen Nachruhm, sein Einsatz für sozial-hygienische Belange die Verehrung in der Bevölkerung. Als die Nationalsozialisten die Herrschaft in Deutschland übernahmen, wurde sein Ansehen auf das schändlichste verunglimpft. Die Hetze gegen die Konzepte Rudolf Virchows gingen soweit, dass sein Sohn zum Beweis einer »arischen« Abstammung des Vaters den Familienstammbaum vorlegen musste. Heute erinnern die Namen zahlreicher Krankenhäuser und Straßen wieder an die Leistungen eines großen Arztes, Anthropologen und sozial verantwortlichen Politikers.

Quellen:

Rudolf Virchow, Sämtliche Werke, 37 Bde, Berlin 2006.

Weiterführende Literatur:

Irmtraut Balkhausen, Der Staat als Patient. Rudolf Virchow und die Entwicklung der Sozialmedizin von 1848, Marburg 2007.
Heinrich Schipperges, Rudolf Virchow, Reinbek bei Hamburg ²2003.
Constantin Goschler, Rudolf Virchow. Mediziner, Anthropologe, Politiker, Köln 2002.
Christian Andree, Rudolf Virchow. Leben und Ethos eines großen Arztes, München 2002.

Louis Pasteur
(1822–1895)

Saurer Wein und tollwütige Hunde.
Den Erregern auf der Spur

Kein Tag beginnt für uns, ohne an Louis Pasteur erinnert zu werden. Der Schriftzug *pasteurisiert* prangt auf unserer Milch, auf unserem Joghurt und auf unserem Fruchtsaft. Er garantiert, dass alle in Lebensmitteln und Getränken enthaltenen, krankheitserregenden Keime durch Erhitzen abgetötet wurden. Was heute so selbstverständlich erscheint, kam um die Mitte des 19. Jahrhunderts einer medizinisch-hygienischen Revolution gleich. Pasteur hatte die schädliche Wirkung von Mikroorganismen im Wein entdeckt und den Schädlingen den Kampf angesagt. Doch dies war erst der Anfang.

Die frühen Jahre

Wenige Tage nach dem Weihnachtsfest, am 27. Dezember 1822, wurde Louis Pasteur in der kleinen Stadt Dôle im französischen Jura geboren. Sein Vater Jean-Joseph Pasteur war ein Gerber, der sein eigenes Atelier besaß. Gerade einmal sieben Jahre war es her, dass sich der Franzosenkaiser Napoleon I. im Juni 1815 bei Waterloo im heutigen Belgien den vereinigten Armeen Blüchers und Wellingtons endgültig geschlagen geben und nach seiner sogenannten »Herrschaft der Hundert Tage« zum zweiten Mal den Weg in die Verbannung antreten musste. Im Jahre 1821 war er auf der Atlantikinsel St. Helena gestorben. Pasteurs Vater war ein glühender Patriot. Mehrere Orden hatte ihm der militärische Dienst für sein Vaterland Frankreich eingetragen. Seinen unbändigen Nationalstolz gab er an seinen Sohn Louis weiter. Er sollte den Wissenschaftler zeit seines Lebens prägen.
Einige Jahre nach Louis' Geburt verließ seine Familie Dôle und ließ sich in dem Städtchen Arbois nieder, etwa 50 Kilometer von Besançon gelegen. Er besuchte das Gymnasium

in Arbois, Besançon und Dijon. Wie so mancher später herausragende Wissenschaftler war auch Louis nur ein durchschnittlicher Schüler. Als er 1840 sein Bakkalaureat in Literatur ablegte, waren seine Leistungen in Chemie allenfalls durchschnittlich. Besondere Freude bereitete ihm hingegen die Malerei. Er fertigte Kreide- und Kohlezeichnungen wie auch Porträts seiner Freunde und Familienangehörigen. Seiner Leidenschaft folgend, hätte der junge Louis die Malerei gern zu seinem Beruf gemacht. Die Familie indes folgte lieber dem Rat des Schuldirektors und ließ den Sprössling stattdessen studieren. Die ersten Schritte auf dem Weg der Wissenschaft gestalteten sich eher holprig. Pasteur beabsichtigte 1842, ein Studium an der renommierten École Normale Superieure (Pädagogische Fakultät) in Paris aufzunehmen. Doch scheiterte sein erster Versuch an den hohen Hürden der Aufnahmeprüfung. Als Fünfzehnter von zweiundzwanzig Kandidaten blieb ihm die Zulassung zunächst verwehrt. So begann er zunächst ein Studium am Lycée Saint Louis und unterrichtete zugleich an einem Pariser Internat. Nach einjähriger Wartezeit, im Jahre 1843, versuchte er sich erneut an einer Aufnahme in der École Normale Superieure. Dieses Mal schnitt er besser ab und wurde als Vierter seines Jahrgangs zugelassen. Pasteurs Leben war fortan bestimmt durch das Studium. Besonders Physik, Chemie und Mathematik hatten es ihm angetan. Zunächst galt sein Hauptinteresse noch der Physik. So legte er 1846 in Paris die Lehramtsprüfung für physikalische Wissenschaften ab. Am 23. August 1847 promovierte er in Chemie und Physik. Noch ließ sich in nichts erkennen, dass der frischgebackene Doktor es eines Tages zu Weltgeltung bringen sollte. Doch die Weichen waren bereits gestellt.

Pasteur und seine Kristalle

Maßgeblichen Anteil an der weiteren wissenschaftlichen Orientierung Pasteurs hatte sein Lehrer Jean-Baptiste Dumas (1800–1884), der zu den Begründern der organischen Chemie zählt und ein Zeitgenosse Justus' von Liebigs (1803–1873) war. Dumas war offenbar ein charismatischer Dozent. In Massen strömten die Studenten zu seinen Vorlesungen in den Hörsaal, darunter Pasteur: Und obwohl er den beeindruckenden

Dumas sogar um einen Posten als Assistenten gebeten hatte, um selber lehren zu dürfen, und sich dieser durchaus nicht abgeneigt gezeigt hatte, entschied sich Pasteur schließlich für ein Wirken im Labor. Dennoch riss die Verbindung zu Dumas nicht ab und durch spätere gemeinsame Arbeiten wurde der einstige Lehrer zu einem väterlichen Freund. Für seine ersten bedeutenden Studien auf dem Gebiet der Chemie waren seine physikalischen Kenntnisse Pasteur zweifelsfrei sehr hilfreich. Für seine Doktorarbeit befasste er sich zwischen 1844 und 1847 mit den zuvor unbekannten Unterschieden der Kristalle von Wein- und Traubensäure. Es war bekannt, dass die Schwingungsebene der Lichtwellen gedreht wird, wenn eine wässrige Lösung der Weinsäure mit polarisiertem Licht durchstrahlt wird. Im Falle der Traubensäure zeigt sich dieser Effekt indes nicht, ohne dass bislang eine plausible Erklärung für dieses Phänomen existierte. Immerhin enthalten beide Säuren die gleichen chemischen Elemente im gleichen Verhältnis. Pasteur machte sich daran, die Kristalle unter dem Miskroskop zu untersuchen. Dabei beobachtete er, dass die Trauben- im Gegensatz zur Weinsäure zwei Arten von Kristallen enthielt. Deren ebene Flächen waren wie Spiegelbilder angeordnet. Die unterschiedlichen Formen bewirkten – einzeln für sich genommen – eine Rechts- oder eine Linksdrehung des polarisierten Lichts. Da aber beide Kristalle zugleich in der Traubensäurelösung vorkamen, hoben sich die Rechts- und Linksdrehung gegenseitig wieder auf, was das unterschiedliche Verhalten der Weinsäurelösung erklärte. Am 22. Mai 1848 präsentierte Pasteur seine Entdeckung der Pariser Akademie der Wissenschaften. Er hatte für die weitere Entwicklung der Chemie bereits jetzt Grundlegendes geleistet. Es war deutlich geworden, dass die Eigenschaften von Stoffen nicht allein von den chemischen Elementen abhängig sind, aus denen sie bestehen. Vielmehr spielt deren Anordnung und Verbindung eine entscheidende Rolle. Von nun an begannen Chemiker, die räumliche Struktur der Elemente in chemischen Verbindungen zu untersuchen, um Rückschlüsse auf ihr Verhalten gewinnen zu können. Der Grundstein der Stereochemie, einem wichtigen Zweig der analytischen Chemie, war damit gelegt.

Der junge Professor und die Geheimnisse der Gärung

Pasteurs Entdeckung wirkte sich auch auf seine Karriere aus. Nachdem er 1838 als Professor für Physik am Lyzeum von Dijon gewirkt hatte, wurde er 1849 im Alter von erst 26 Jahren zum Professor für Chemie an die Universität von Straßburg im Elsass berufen. Hier lernte er auch seine spätere Frau Marie Laurent kennen, die Tochter des Universitätsrektors. Fünf Kinder gingen aus der Ehe hervor. Im Jahre 1850 wurde als erste von vier Töchtern Jeanne geboren. Im Jahr darauf der einzige Sohn Jean Baptiste. Es folgten drei weitere Töchter Cécile, geboren 1853, Marie-Louise, geboren 1858 und schließlich 1863 Camille. In dieser Zeit arbeitete Pasteur von früh bis spät. Schlafen zu müssen, empfand er als störend. In seiner Frau Marie hatte er eine unentbehrliche Stütze für seine Arbeit gefunden. Sie kümmerte sich darum, seine Aufzeichnungen zu ordnen und führte auch Protokolle. Im Jahre 1854 wurde der ehrgeizige Wissenschaftler auf den Lehrstuhl für Chemie an der nordfranzösischen Universität von Lille berufen, wo er zugleich als Dekan der naturwissenschaftlichen Fakultät wirkte.

Pasteur war seit zwei Jahren in Amt und Würden, als sich 1856 der Industrielle Bigo, der in Lille eine Spirituosenfabrik betrieb, mit einem Problem an den Chemieprofessor wandte. Für die Herstellung seiner alkoholischen Getränke verwendete Bigo den Saft von Zuckerrüben, Obst und Gemüse. Sehr zum Ärger des Unternehmers kam es dabei immer wieder vor, dass diese Säfte sauer wurden und verdarben. So bat er Pasteur, sich des Problems der alkoholischen Gärung anzunehmen. Der Chemiker willigte ein und machte eine Entdeckung, von der die Menschheit seitdem profitiert. Es war zu dieser Zeit bereits bekannt, dass Hefen an alkoholischen Gärungsprozessen beteiligt waren. Allerdings betrachte man die unter dem Mikroskop sichtbaren Klümpchen lediglich als Katalysatoren, die die chemische Umwandlung bei der Gärung beschleunigten. Pasteur fand im Laufe seiner mikroskopischen Untersuchungen heraus, dass neben Hefen noch andere Mikroorganismen in den Flüssigkeiten vorhanden waren. Diese nannte er »lebende Fermente« und erkannte in ihnen die Ursache des Problems. Sie sorgten dafür, dass sich der Zucker nicht in Alkohol, sondern in Milchsäure verwandelte. Pasteur fand heraus, dass die

Hefezellen die Substrate als Nährstoffe nutzen. Als Ergebnis des Stoffwechselprozesses entstehen dabei Zucker, Alkohol und Kohlensäure. Er erkannte auch die Rolle des pH-Wertes für den Ablauf der Gärung. So bieten saure Lösungen Hefen ideale Bedingungen für die Erzeugung von Alkohol. Das Milchsäure-Ferment hingegen wirkt bei einem neutralen pH-Wert am besten. Jede Gärung wird durch eine eigene Bakterienart als spezifisches Ferment verursacht. In seinen weiterführenden Untersuchungen zur Gärung der Milchsäure erkannte Pasteur 1857, dass Gärungen sowohl von Bakterien verursacht werden können, die Luftsauerstoff benötigen, als auch von solchen, die ohne diesen auskommen. Entsprechend prägte er zur Unterscheidung für die ersteren den Begriff *Aerobier*, für die letzteren *Anaerobier*. Pasteur wurde mit seinen Entdeckungen zum Mitbegründer der modernen Mikrobiologie. Die Ursache des Problems war gefunden. Bis zu seiner Lösung sollten noch einige Jahre vergehen.

Die Entdeckung der Pasteurisierung

Zunächst ging es für Pasteur eine bedeutende Stufe auf der Karriereleiter aufwärts. Die École normale supérieure in Paris berief ihn 1858 zum Administrator und wissenschaftlichen Studiendirektor. Überschattet wurde die erfolgreiche Wissenschaftslaufbahn durch einen tiefen Einschnitt im Privatleben. Im Alter von neuen Jahren starb Pasteurs älteste Tochter Jeanne an Typhus. Im Jahre 1866 schlug das Schicksal erneut zu. Auch Cécile, die zweitgeborene Tochter, wurde von der Infektionskrankheit hingerafft. Es mag nicht zuletzt unter dem Eindruck dieser Ereignisse gewesen sein, dass Pasteur auf der Grundlage seiner bisherigen Erkenntnisse zu dem Schluss kam, Mikroorganismen könnten als Verursacher von Krankheiten wirken. Ihrer Bekämpfung widmete er in den folgenden Jahren all seine Energie.

Einige Monate nach dem Tod der kleinen Jeanne begann Pasteur sich 1860 intensiv mit der Theorie der sogenannten »Urzeugung« auseinanderzusetzen. Nach einer zu dieser Zeit gängigen Vorstellung konnten Lebewesen spontan aus unbelebter Materie entstehen. Zwar waren die Zeitgenossen im Gegensatz zu ihren antiken Vorfahren durch Erkenntnis von der

Überzeugung abgerückt, Maden könnten auf diese Weise im Fleisch entstehen. Doch war man noch immer der Meinung, dass Mikrorgansimen von selbst entstehen könnten. Diese Auffassung teilte Pasteur nicht. Er vertrat die Keimtheorie, der zufolge Mikroorganismen aus der Luft in vergärbare Flüssigkeiten gelangten. Als wichtige Gerätschaft zur Beweisführung seiner Theorie verwendete Pasteur einen Schwanenhalskolben, einen Glaskolben mit schwanenhalsförmigem Hals, dessen Öffnung unverschlossen blieb. Er erhitzte die Flüssigkeit im Kolben, so dass diese keimfrei wurde und auch blieb, da sich die Keime im langgezogenen Schwanenhals absetzten. Noch heute werden die Kolben mit der sterilen Flüssigkeit den Besuchern des Pasteur-Museums gezeigt. Dieses nach seinem Entdecker *Pasteurisierung* benannte Verfahren der Sterilisierung durch Erhitzen fand 1863 erstmals praktische Anwendung in der Weinherstellung. Ähnlich wie den Spirituosenfabrikanten Bigo in Lille einige Jahre zuvor, so plagte auch die französischen Winzer das Problem ungenießbar gewordenen Weins. Da der Wein ein bedeutender Wirtschaftsfaktor war und die Weinbauern stark unter den finanziellen Einbußen litten, beauftragte Kaiser Napoleon III. Pasteur damit, nach einer Lösung zu suchen. Dabei machte der Chemiker die nachhaltig wirkende Entdeckung, dass die Mikroorganismen, die die Qualität des Weines in so schädlicher Weise beeinträchtigten durch Erhitzen auf eine Temperatur von über 60 ° C abgetötet wurden. Auch bei der experimentellen Anwendung auf andere Getränke und Lebensmittel zeigte sich der gleiche Effekt. Die Lösung für das schon 1856 behandelte Problem war endlich gefunden. Bisher war durch die Erkenntnisse Nicholas Apperts († 1841) nur bekannt, dass Nahrungsmittel unter Einfluss von Hitze, dem sogenannten »Einkochen«, haltbarer gemacht werden konnten. Im Laufe der Zeit ist das Verfahren der Pasteurisierung weiter perfektioniert worden. Heutzutage werden etwa Milchprodukte pasteurisiert, indem die Milch für etwa 15 Sekunden auf eine Temperatur von rund 80 ° C erhitzt und sofort unter 10 ° C abgekühlt wird. Gleichzeitig wird die Milch heute zumeist auch »homogenisiert«, indem die enthaltenen Fettkügelchen verkleinert werden.

Auf den Spuren der Erreger

Durch seine Erkenntnisse erklomm Pasteur eine weitere Stufe auf der wissenschaftlichen Karriereleiter. Als Napoleon III. 1867 die Einrichtung eines Laboratoriums für physiologische Chemie an der École normale supérieure anordnete, wurde Pasteur zu dessen Direktor ernannt. Zugleich nahm er seine Tätigkeit als Professor für Chemie an der Pariser Sorbonne auf, die er bis 1874 ausübte. Auf dem Gipfel des Erfolges ereilte den 46jährigen Pasteur am 19. Oktober 1868 ein Schlaganfall. Der linke Arm und das linke Bein waren gelähmt. Doch Pasteurs Leben für die Wissenschaft ging unermüdlich weiter.

Bereits 1865 hatte er sich zum ersten Mal an die Untersuchung einer tierischen Infektionskrankheit herangewagt. Dieses Mal war es die französische Seidenindustrie, die der Hilfe des begnadeten Naturwissenschaftlers bedurfte. Ein Großteil der Seidenraupen im Süden Frankreichs waren von der sogenannten Flecken- oder Körperchenkrankheit befallen. Pasteur gelang es den Erreger, ein Protozoon namens *Nosema bombycis*, aufzuspüren und entsprechende Methoden zu dessen Bekämpfung zu entwickeln. Pasteurs weiterer Weg führte ihn zu Versuchen, gefährlichen Infektionskrankheiten mit Impfungen entgegenzutreten.

Um 1880 konzentrierten sich Pasteur und seine Mitarbeiter intensiv auf Forschungen zur Immunisierung mittels Impfung. Es war ein glücklicher Zufall, der ihren Experimenten schließlich den Durchbruch bescherte und die Grundlage für weitere Impfversuche mit anderen Erregern legte. Im Rahmen ihrer Tierversuche zur Erforschung der Geflügelcholera war vorgesehen, eine Anzahl von Hühnern mit den Erregern aus einer im Labor angesetzten Kultur zu impfen. Doch Pasteurs Mitarbeiter Charles Chamberland hatte seine Gedanken wohl schon auf den bevorstehenden Urlaub gerichtet. Jedenfalls vergaß er, die geplanten Impfungen durchzuführen. So injizierte er die Erreger erst nach seiner Rückkehr. Es ließ sich in der Folge beobachten, dass die Hühner nur leicht erkrankten und sich rasch erholten. Pasteur schloss daraus, dass die Erreger durch die äußere Einwirkung der Luft geschwächt worden seien. Darauf testete Pasteur, dem Beispiel Edward Jenners bei der Erforschung der Pocken folgend, die Injektion frischer

Choleraerreger an den gleichen Tieren. Die Hühner zeigten sich resistent. Zuvor ungeimpfte Hühner verendeten jedoch. Dies führte Pasteur zu der Annahme, die abgeschwächten Erreger hätten die Immunabwehr der Tiere gestärkt. Mit dieser Erkenntnis machten sich Pasteur und seine Mitarbeiter an weitere Versuche zur Immunisierung.

Der deutsche Arzt Robert Koch hatte im Jahre 1876 den Erreger des gefürchteten Milzbrandes entdeckt. Es war ihm auch gelungen, das Bakterium im Labor anzuzüchten. Pasteur und seine Mitarbeiter Emile Roux und Charles Chamberland versuchten in der Folgezeit, mit abgeschwächten Milzbrandbakterien Impfungen durchzuführen. Für die Abschwächung der Erreger prägte Pasteur 1880 die Bezeichnung »attenuieren«. Zu diesem Zweck wurden Milzbrandbakterien bei einer Temperatur von 42 ° C kultiviert. Zu Ehren des englischen Landarztes Edward Jenner († 1823) und seiner Verdienste um die Bekämpfung der Pocken nannte Pasteur die Impfung selbst »Vaccination«, den Impfstoff »Vaccine«. In französischer Sprache ein Hinweis auf die Rolle der Kuh (frz. vache) bei Jenners Erkenntnissen. In Pouilly-le-Fort nahe Melun injizierten die Forscher um Pasteur im Mai des Jahres 1881 einer Gruppe von Schafen diese *attenuierten* Erreger. Eine entsprechende Vergleichsgruppe blieb ungeimpft. Nach einer Weile wurden alle Schafen frische Milzbranderreger gespritzt. Das Resultat bestätigte Pasteurs Hoffnungen und Erwartungen. Die geimpften Schafe überlebten. Alle ungeimpften Tiere verendeten. Im Jahre 1882 stellte Pasteur seine Erkenntnisse zur Abschwächung von Erregern auf einem Hygiene-Kongress im italienischen Genua einer breiten wissenschaftlichen Öffentlichkeit vor. Zwei Jahre später referierte er in Kopenhagen über den Nutzen von Impfstoffen gegen krankheitserregende Mikroorganismen. Seit seiner Erfahrung mit den Schafen von Puilly-le-Fort war in Pasteur die Überzeugung gewachsen, dass durch Vaccination auch Menschenleben gerettet werden konnten. Er konzentrierte sich nun auf die Erforschung der Tollwut. Die Entwicklung einer Schutzimpfung gegen die Krankheit wurde zu seinem größten Erfolg.

LOUIS PASTEUR

Die Impfung gegen die Tollwut

Die Tollwut (*Rabies*) ist eine akute Viruserkrankung des zentralen Nervensystems, die stets zum Tod führt. Sie kann Tiere wie Menschen befallen. Die Erreger werden durch infizierte Sekrete wie Speichel oder Gewebe übertragen. Häufigste Form der Übertragung sind Bisse infizierter Tiere. Zwanzig bis hundert Tage nach der Übertragung durch ein befallenes Tier treten beim Menschen Schmerzen und Hyperästhesien im Bereich der Verletzung auf. Diese breiten sich innerhalb weniger Tage über den Körper aus. Es kommt zu Lähmungen der betroffenen Extremitäten. Innerhalb weniger Tage entwickelt sich eine Hirnhautentzündung, die mit Schlafstörungen, Angstzuständen, Muskelkrämpfen, Zittern und Atemstörungen einhergeht. Zu den auffälligsten Symptomen gehören die Krämpfe im Schlund, die es dem Kranken unmöglich machen, Flüssigkeiten zu schlucken (Hydrophobie). Eine Heilung gibt es bis heute nicht. Die Sterblichkeitsrate liegt bei ungeimpften Patienten bei 100 %. Selbst eine intensive Behandlung der Erkrankten verlängert deren Leben nur um einige Tage. Wer heute Schilder trifft, die in gefährdeten Gebieten vor Wildtollwut warnen, bekommt nur noch einen kleinen Eindruck vom Ausmaß dieses Problems in früheren Jahrhunderten. In spätmittelalterlichen und frühneuzeitlichen Städten war die Tollwutgefahr durch herrenlose Hunde in den Straßen um ein Vielfaches höher. Manche Städte wie etwa Köln beschäftigten im 15. und 16. Jahrhundert sogenannte Hundeschläger, die für die Tötung streunender Tiere sorgen sollten.

Im Dezember 1880 begann Pasteur mit Emile Roux, Charles Chamberland und Louis Thullier die Suche nach den Tollwuterregern unter dem Mikroskop. Doch die Suche im Speichel erkrankter Hunde blieb wider Erwarten erfolglos. Wie im Falle des Milzbranderregers, mit dessen Attenuierung sie sich zur gleichen Zeit ebenfalls beschäftigten, versuchten sie auch im Falle des Tollwuterregers eine Abschwächung zu Impfzwecken herbeizuführen. Als besonders effektiv erwies sich zu diesem Zweck nach einigen Versuch das an der Luft getrocknete Rückenmark infizierter Kaninchen. Anschließende Impfversuche an Hunden mit unterschiedlich virulentem Impfstoff ergaben, dass die Tiere nicht erkrankten. Auch einige Zeit nach erfolgter

Infektion zeigte der Impfstoff seine Wirkung. Schließlich erfolgte am 6. Juli 1885 die erste Anwendung des Impfstoffes auf den Menschen. Der neunjährige Joseph Meister war von einem tollwütigen Hund gebissen worden. Dies hätte den sicheren Tod des Kindes bedeutet. Rund 60 Stunden nach der Bissverletzung behandelte Pasteur den Jungen mit seinem Impfstoff. Das Kind überlebte. Pasteur hatte die Richtigkeit seiner Methode unter Beweis gestellt. Nur ein Jahr später waren bereits 2500 Menschen dank seines Impfstoffes gegen die gefürchtete Tollwut immunisiert.

Doch Pasteurs Entdeckungen und Methoden stießen keinesfalls auf uneingeschränkte Zustimmung. Als im Jahre 1888 das renommierte Institut für Infektionskrankheiten eröffnet wurde, das bis heute den Namen Pasteur-Institut trägt, regten sich heftige Diskussionen um die Tollwutimpfung. Doch der Wissenschaftler kämpfte für seine Überzeugungen. Dabei hatte er erst 1887 einen zweiten Schlaganfall erlitten, der seine Gesundheit nachhaltig beeinträchtigte. Überhaupt scheint Pasteur kein einfacher Zeitgenosse gewesen zu sein. Er überwarf sich mit seinem Kollegen Emile Roux, als dieser ihn beschuldigte, fremde Ideen und Entwürfe für Geräte als seine eigenen auszugeben. Mit dem Deutschen Robert Koch setzte er sich über die Milzbrandimpfung in einer Weise auseinander, die den Nationalisten Pasteur vor den Wissenschaftler stellte. Die Gräben zwischen Deutschland und Frankreich waren noch tief zu dieser Zeit. Erst 1870/71 war es gar zum Krieg gekommen, der für die Grande Nation – wieder einmal – zum Verlust von Elsass-Lothringen geführt hatte. Und Koch hatte in diesem Krieg auf deutscher Seite gekämpft.

Späte Ehren

Zu seinem 70. Geburtstag im Jahre 1892 lud die Sorbonne noch einmal zu einer großen Jubiläums-Feier ein. Er sollte noch erleben, wie einer seiner Schüler, der Schweizer Alexandre Yersin (1843–1943) und etwa zeitgleich der Japaner Shibasaburo Kitasato (1852–1931) im Juni 1894 während eines Pestausbruchs in Hongkong den Pesterreger *Yersinia Pestis* entdeckten.Am 28. September 1895 starb Pasteur in Villeneuve-L'Etang bei Paris. Mit großem Zeremoniell nahm Frankreich

im Schloss von Versailles Abschied von einem großen Wissenschaftler und Patrioten, dessen Entdeckungen die Menschheit
bis heute nachhaltig beeinflussen.

Quellen:

Louis Pasteur, Recherches sur la putréfaction, in: Comptes rendues de
l'Académie des Sciences 66 (1863), S. 1189–1194
Louis Pasteur, De l'atténuation du virus du choléra des poules, in: Comptes rendues de l'Académie des Sciences 91 (1880), S. 673–680.
Louis Pasteur, Méthode pour prévenir la rage après morsure, in: Comptes
rendues de l'Académie des Sciences 101 (1885), S. 765–773.

Weiterführende Literatur:

Jean-Baptiste de Panafieu, Louis Pasteur (1822–1895), Paris 2004.
Pierre-Yves Lauriez, Louis Pasteur. La réalité après la légende, Paris 2003.
Liz Goergerly, Louis Pasteur, London 2002.

Lord Joseph Lister
(1827–1912)

Operationen ohne Infektionen

Operationen sind für den Patienten bis in unsere Gegenwart hinein keine vollkommen harmlosen Unterfangen. Doch
haben chirurgische Eingriffe ihre grundsätzliche Gefahr für
Leib und Leben verloren, seit das Risiko verheerender Infektionen, die jahrhundertelang ihre todbringenden Begleiterschei-
nungen waren, gebannt ist. Dieser Fortschritt hat es der Medizin möglich gemacht, Operationen etwa am Herzen oder an
der Lunge durchzuführen, die zuvor zwangsläufig zum Tod
des Behandelten geführt hätten. Sie verdankt ihn dem englischen Chirurgen Lord Joseph Lister, der das »Antiseptische
Prinzip« begründete. Seine Entdeckung sorgte dafür, dass Infektionserreger künftig so gut wie möglich vom Operationsfeld
ferngehalten wurden. Das Begriffspaar Asepsis und Antisepsis
bildet heute eine selbstverständlich gewordene Grundlage der
Chirurgie.

Ein Junge und des Vaters Mikroskop

Joseph Listers Interessse an der Mikroskopie, die ihm später seine bahnbrechende Entdeckung bescheren sollte, wurde schon während seiner Kindheit durch das Elternhaus geweckt. Am 5. April 1827 kam er als Sohn des Weinhändlers Joseph Jackson Lister († 1869) und dessen Ehefrau Isabella, geborene Harris († 1864), die als Lehrerin tätig gewesen war, in Upton in der Grafschaft Essex nahe London zur Welt. Seine Eltern gehörten der freikirchlichen Gemeinschaft der Quäker an, der Society of Friends. In dem durch die englische Staatskirche, die High Church, dominierten Land bedeutete diese Zugehörigkeit mit einer geordneten evangelischen Lebensführung und der Distanzierung von der weniger strenggläubigen Umwelt zur Zeit von Listers Geburt noch gesellschaftliche Benachteiligung. Wie Katholiken und andere Religionsgemeinschaften, die den englischen König nicht zugleich als kirchliches Oberhaupt anerkannten, waren Quäker durch den sogenannten *Test Act* des Jahres 1828 von öffentlichen Ämtern ausgeschlossen worden. Die Türen der renommierten Universitäten von Oxford und Cambridge sollten ihnen gar bis 1871 verschlossen bleiben.

Die sieben Kinder der Listers wurden allesamt zunächst im Elternhaus unterrichtet. Später besuchte Joseph die Schule in Hitchin und Tottenham. Der Vater machte seine Kinder neben anderem mit lateinischer Poesie vertraut und begeisterte sie für das Zeichnen, ein Bereich, in dem der junge Joseph besonderes Talent an den Tag legte. Er sollte einer der wenigen Menschen im Leben Joseph Listers werden, zu denen der zurückhaltende, kontaktscheue Chirurgieprofessor eine enge menschliche Bindung unterhielt. Es war auch der Vater, der schon früh die Weichen für sein späteres Studium der Medizin stellen sollte. Er regte seine Kinder unermüdlich an, die Natur wachen und beobachtenden Auges zu betrachten. Was sich auf den ersten Blick entzog, wurde unter dem Mikroskop entdeckt. Ein Umstand, der Joseph Listers wissenschaftliche Laufbahn prägen sollte. Listers Vater begeisterte sich für das Mikroskopieren und beschritt damit für seine Zeit neue Wege. Er berechnete und schliff die Linsen, auf deren ständige Verbesserung er viel Mühen verwendete. Der mikroskopierende Weinhändler entwickelte schließlich Linsen, die bei Vergrößerungen keine der störenden Farbränder mehr zeigten. Das Mikroskop war bereits um 1600 erfunden worden. Der Naturforscher und Jesuit Athanasius Kircher († 1680) wie auch der Delfter Tuchhändler Antoni van Leeuwenhoek († 1723) waren mit Hilfe der vergrößernden Linsen bereits in die zuvor unbekannte Dimension der Mikroorganismen vorgestoßen. Doch der Durchbruch des Mikroskops als eines Instruments der Forschung sollte bis in die 1830er Jahre auf sich warten lassen. Im Jahre 1832 wurde Joseph Jackson Lister ob seiner Verdienste um die optische Verbesserung der Linsen zum Mitglied der Royal Society gewählt. Sein Sohn Joseph war gerade fünf Jahre alt, als dem Vater diese Ehren zuteilwurden.

Ein Chirurg auf der Spur der Entzündung

Zwölf Jahre später, 1844, nahm er sein Medizinstudium am Londoner University College auf. Dort legte er 1847 sein Examen als Bachelor of Arts ab, dem 1852 das des *Medicinae Baccalaureus* folgte. Für gewöhnlich folgte zu dieser Zeit eine Studienreise ins europäische Ausland, um die erworbenen Kenntnisse zu erweitern und sich dann als Arzt niederzulassen. Das schottische Edinburgh war im Herbst 1853 die erste Station auf Listers Reise und zugleich die letzte. Der junge Arzt war so fasziniert von dem Chirurgen James Syme († 1870), dass er sich zum Bleiben entschloss, kurze Zeit später selbst als dessen Assistent an der Edinburgher Universität tätig wurde und bald darauf als Assistant Surgeon an der Royal Infirmary wirkte. Es ist müßig, darüber zu spekulieren, ob es James Syme oder doch eher dessen Tochter Agnes († 1893) war, die für Listers Verbleib in Schottland verantwortlich war. Jedenfalls heiratete Joseph Lister die Tochter seines Vorgesetzten und Lehrers im Jahre 1856. Sie war neben dem Vater die zweite Person, die Zugang zu dem verschlossenen Gelehrten fand. Die Ehe bedeutete für ihn zugleich eine weitere große Entscheidung. Sie zielte auf die Werte der elterlichen Erziehung. Da die Society of Friends keine Partnerwahl außerhalb ihrer Gemeinschaft erlaubte, verließ Lister den religiösen Kreis, der ihn seit frühester Kindheit geprägt hatte, eine Demonstration seiner Willensstärke, mit Hilfe derer es ihm auch gelungen war, das störende Stottern weitgehend unter Kontrolle zu halten, das ihn seit Kindertagen beeinträchtigt hatte.

Gewissermaßen nach der Eheschließung fand die Studienreise nun doch noch ihre Fortsetzung. Sie führte das frischgebackene Paar durch verschiedene europäische Zentren der Medizin, und Lister nutzte die Gelegenheit zum Austausch mit einigen ihrer bedeutenden Vertreter. In Florenz traf er mit dem Anatom Filippo Pacini († 1883) zusammen, der um diese Zeit bei mikroskopischen Untersuchungen an der Darmschleimhaut von Choleraopfern Millionen stabförmiger Körper entdeckt hatte und diese für die Verursacher der gefürchteten Infektionskrankheit hielt. Den Pathologen und Unterstützer von Ignaz Philipp Semmelweis († 1865), Karl Freiherr von Rokitansky († 1878), suchte er in Wien auf. Auf einer weiteren Station der Reise, dem kaiserlichen Berlin, machte er dem Augenarzt Albrecht von Graefe († 1870) seine Aufwartung. Mit reichen Erfahrungen in das schottische Edinburgh zurückgekehrt, eröffnete Joseph Lister eine eigene ärztliche Praxis. Da sich die Zahl der Patienten eher gering ausnahm, blieb dem jungen Chirurgen genügend Zeit, sich mikroskopischen Forschungen zu widmen. Sein besonderes Interesse galt dabei dem Verlauf von entzündlichen Prozessen. Seine anhand der Schwimmhäute von Fröschen gewonnenen Erkenntnisse über die Stadien der Entzündung über die Eiterung bis hin zur tödlichen Blutvergiftung, der Sepsis, erschienen 1858 in den *Philosophical Transactions* der Royal Society. Mikroorganismen hatte er in seinem Konzept als verantwortlichen Faktor noch ausgeschlossen. Die Veröffentlichung bescherte Lister 1860 die Wahl zum Fellow der Royal Society, und noch im selben Jahr erfolgte seine Berufung auf eine Professur für Chirurgie an der schottischen Universität Glasgow.

Infolge der Behandlung von komplizierten, zumeist aus Arbeitsunfällen in der Industriestadt resultierenden Knochenbrüchen mit Eiterungsprozessen erkannte Lister bald die Rolle von Mikroorganismen als Verursacher tödlicher Wundinfektionen. Er folgerte daraus, dass man einen Weg finden müsse, um diese Keime abzutöten, ohne ein zu starkes Ätzmittel verwenden zu müssen. Als Lister zudem von den Entdeckungen des französischen Chemikers Louis Pasteur († 1895) erfuhr, verfolgte er seinen Weg konsequent weiter. Im Jahre 1867 war

sein »Antiseptisches Prinzip« ausgereift. Als Desinfektionsmittel schien die bereits bekannte Karbolsäure, das Phenol,
geeignet. Es sollte sich in der Praxis bewähren und die hohe
Sterblichkeitsrate in den Kliniken drastisch senken. Von nun
an war die Chirurgie sicherer geworden.

Im Jahre 1869 kehrte Lister als Nachfolger seines Schwie-
gervaters James Syme, der im folgenden Jahr starb, an die Universität Edinburgh zurück. Zwischen 1877 und 1892 wirkte er
am Londoner King's College, um sich 65jährig aus dem Lehrbetrieb zurückzuziehen. Zeitgenössischen Quellen zufolge war
der gottesfürchtige Lister nicht nur ein gewissenhafter Arzt.
Seinen Patienten gegenüber soll er sich stets geduldig, gütig
und rücksichtsvoll gezeigt haben. Nach seinem Ausscheiden
aus der akademischen Lehre fungierte er bis 1900 als Präsident
der altehrwürdigen Royal Society. Hochbetagt starb der 1893
als Baron in den Adelsstand erhobene und 1897 mit dem Titel eines Lord Lister of Lyme geehrte Chirurg im Alter von 85
Jahren am 10. Februar 1912 einsam in Walmer (Kent). Seine
geliebte Frau Agnes war bereits 1893 verstorben. Am Ende seines Lebens angelangt, entschied er sich ein weiteres Mal für
sie. Statt eines Ehrenbegräbnisses in der Abtei von Westmins-
ter verfügte er ausdrücklich, seine sterblichen Überreste an der
Seite seiner Gattin im Londoner Friedhof von West Hampstead
beizusetzen.

Quellen:

Joseph Lister, The collected papers, 2 Bde., Oxford 1909.

Weiterführende Literatur:

Frederick F. Cartwright, Joseph Lister. The man who made surgery safe,
    London 1963.
Huldrich M. Koelbing, Joseph Lister (1827–1912), in: Hrsg. von Dietrich
    von Engelhardt und Fritz Hartmann, Klassiker der Medizin. Bd. II: Von
    Philippe Pinel bis Viktor von Weizsäcker, München 1991, S. 234–246.

Robert Koch
(1843–1910)

Vater der Mikrobiologie

»Nun lassen Sie alles stehen und liegen und gehen Sie zu Koch! Dieser Mann hat eine großartige Entdeckung gemacht...«, soll der Pathologe Julius Cohnheim (gest. 1884) den Kollegen seines Instituts in Breslau zugerufen haben, nachdem der zuvor unbekannte Kreisphysikus Robert Koch aus der Provinz eingetroffen war und seine Befunde über den Milzbrand vorgelegt hatte. Dieser Moment markiert den Beginn einer wissenschaftlichen Karriere mit weiteren Entdeckungen, die Robert Koch bereits zu Lebzeiten legendär machten. Zumeist konnten sich auch seine Biografen einer ähnlichen Begeisterung nicht entziehen und zeichneten ein verklärtes Bild des Bakteriologen, das mitunter gar Züge hagiografischer Darstellungen des Mittelalters aufweist.

Ein ungewöhnlicher Beginn

Angesichts des späteren Weltruhms erscheint der Beginn von Robert Kochs Werdegang nahezu ungewöhnlich unspektakulär. Am 11. Dezember 1843 kommt Heinrich Herrmann Robert Koch im niedersächsischen Clausthal-Zellerfeld im Harz zur Welt. Er ist das dritte Kind in der Familie und wächst mit zwölf weiteren Geschwistern auf. Fast ein Wunder in dieser Zeit hoher Kindersterblichkeit ist es, dass elf von diesen, Robert eingeschlossen, das Erwachsenenalter erreichten. Sein Vater Herrmann Koch fungierte als Bergrat in dem für die Oberharzer Region so typischen Bergbau. Kochs Mutter Mathilde Juliette Henriette Biewendt war die Großnichte ihres Ehemannes.

Robert Koch besuchte das Gymnasium in Clausthal-Zellerfeld und schrieb sich nach seinem Abitur im Jahre 1862 an der Universität zu Göttingen zunächst für ein Studium der Naturwissenschaften ein, um den Beruf des Lehrers zu ergreifen.

Nach nur einem Semester wechselte er jedoch zur Medizin. Zu seinen Lehrern in Göttingen zählten der Anatom Jakob Henle († 1885), der Kliniker Ewald Hasse († 1902) sowie der Physiologe Georg Meißner († 1905). Er wirkte 1864 als Assistent von Wilhelm Krause († 1910) am pathologischen Institut und stellte seine Kenntnisse bei der Lösung einer von der Universität gestellten Preisaufgabe *Über das Vorkommen von Ganglienzellen an den Nerven des Uterus* unter Beweis. In das gleiche Jahr fiel auch seine erste wissenschaftliche Veröffentlichung. Doch Koch hatte – noch – kein Interesse an einer Laufbahn in der Wissenschaft. Nachdem die Fakultät die Preisschrift als Promotionsleistung annahm, konnte er zu Beginn des Jahres die Promotion und wenig später das Staatsexamen in Hannover ablegen.

Er begann seine Assistenzzeit am Hamburger Krankenhaus, wechselte jedoch nach nur kurzer Zeit auf eine Stelle an der Erziehungs- und Pflege-Anstalt für geistesschwache Kinder in Langenhagen bei Hannover. Zusätzlich unterhielt er eine eigene Praxis. Am 16. Juli 1867 heiratete er in Clausthal Emmy Fraatz, die Tochter des Generalsuperintendenten. Ein gutes Jahr später, am 6. September 1868, kam als einziges Kind des Ehepaares die Tochter Gertrud in Clausthal zur Welt. Um diese Zeit besetzte die Anstalt , an der Koch wirkte, die Direktorenstelle mit einem Arzt. Koch war nun überflüssig geworden und musste sein Auskommen anderswo suchen. Er nahm eine frei Arztstelle in Nimegk unweit von Potsdam an. Doch die Einkünfte reichten nicht aus. Nun versuchte er sein Glück in Rakwitz bei Posen. Diese Wahl erwies sich als besser, und so sicherte die Praxis das familiäre Auskommen. Als 1870 der Krieg gegen Frankreich begann, meldete sich Koch, der aufgrund seiner Kurzsichtigkeit vom Militärdienst befreit war, freiwillig als Militärarzt. Nach seiner Rückkehr aus dem Krieg legte er 1872 das Physikatsexamen ab. Aufgrund einer Empfehlung wurde ihm die Stelle eines Kreisphysikus übertragen, und er übersiedelte mit seiner Familie nach Wollstein in der Provinz Posen. Hier fand er Zeit für seine erste bahnbrechende Entdeckung.

Milzbrand, Wundinfektion und die Koch'schen Postulate

In Wollstein begannen Kochs Forschungen zur Ätiologie des Milzbrandes, die 1876 in den Nachweis des *Bacillus anthracis* mündeten. Ende April reiste Robert Koch nach Breslau, um seine Beobachtungen vor ausgewiesenen Experten wie Ferdinand Julius Cohn (gest. 1898) und dem eingangs erwähnten Julius Cohnheim zu demonstrieren. Die Reaktion auf Kochs Befunde war erwartetermaßen überschwenglich, wenngleich nicht gänzlich fei von kritischen Stimmen.

In der Folgezeit widmete sich Kochs Arbeit der Suche nach verbesserten Methoden der Mikrofotografie von Bakterien, um die Erreger genauer als in den gewöhnlichen Handzeichnungen möglich darzustellen. So legte er 1877 mit seinem »Verfahren zur Untersuchung, zum Conserviren und Photographiren der Bacterien« einen methodischen Grundstein für die weitere bakteriologische Arbeit. Unmittelbar im Anschluss widmete er sich Wundinfektionserkrankungen mit dem Ziel, deren Ursprung zu klären. Dabei gelangte er in Tierversuchen zu der Erkenntnis, dass jede Erkrankung durch eine jeweils spezifische Bakterienform verursacht wird. Das 1878 vorgelegte Ergebnis dieser Untersuchungen enthält erstmals die von Koch festgelegten Grundlagen zur Bezeichnung eines Krankheitserregers, die 1884 in der Arbeit seines Mitarbeiters Friedrich Loeffler († 1915) zur Diphterie erstmals als die berühmten vier »Postulate« gekennzeichnet sind. Diesen zufolge ist es erstens nötig, dass ein Keim regelmäßig im erkrankten Organismus nachweisbar ist. Zweitens muss der Keim aus einem Infizierten isoliert und dann in Reinkultur gezüchtet werden können. Drittens muss diese Reinkultur so geartet sein, dass sie bei einem Versuchstier die Krankheit auf experimentellem Weg erzeugt. Und viertens schließlich muss sich der Erreger im infizierten Versuchstier nachweisen und erneut isolieren lassen. Hierzu war es auch nötig, die Anzüchtung der Bakterien zu verbessern, wobei sich die Mitarbeiter Kochs sehr hervortaten. Im Jahre 1887 etwa entwickelte Julius Petri die Schale zur Anzüchtung von Bakterien, die noch heute seinen Namen trägt.

Weitere Entdeckungen und ein herber Rückschlag

Im Jahre 1881 begann Koch, der inzwischen seine Stelle als Kreisphysikus aufgegeben hatte und nunmehr im Rang eines Regierungsrates als Leiter der bakteriologischen Abteilung am Kaiserlichen Gesundheitsamt in Berlin wirkte, mit der Suche nach dem Tuberkuloseerreger. Schon ein halbes Jahr später war die Arbeit von Erfolg gekrönt. Am 24. März 1882 gab der Forscher die Entdeckung des Tuberkelbazillus nach Färbung mit Methylenblau und Vesuvin bekannt. In der unmittelbaren Folge gelang Paul Ehrlich der Nachweis, dass das stäbchenförmige Bakterium säurefest war.

Im Auftrag der Regierung begab sich Koch im August 1883 mit einem Team von Wissenschaftlern auf die Reise nach Ägypten und Indien. Ihr Ziel war es, den Erreger der Cholera zu finden. Während es Koch gelang, die Erreger mikroskopisch nachzuweisen und Kulturen anzuzüchten, verfehlte die gleichzeitig arbeitende französische Abordnung ihr Ziel. Bei den Untersuchungen ging es mehr als nur um wissenschaftliche Ehren. Im Europa des 19. Jahrhunderts waren sie angesichts der schwelenden Abneigung der Staaten in Zeitalter des Imperialismus und am Vorabend des ersten Weltkrieges zugleich Fragen eines nationalen Prestiges. So erklärt sich auch der Hintergrund der erbitterten Kontroversen zwischen Robert Koch und dem älteren Louis Pasteur, die bei zwei Experten auf dem gleichen Feld nicht allein wissenschaftlicher Natur war. Zu dieser Zeit hatte der noch vor Jahren unbekannte Kreisphysikus bereits legendären Ruhm erreicht. Der Erfolg der Auslandsmission bescherte ihm im Mai 1885 die Ernennung zum Leiter des neu gegründeten Instituts für Hygiene der Berliner Universität nebst einem Titel als ordentlicher Professor.

Mit seinem neuen Projekt aber, dem Tuberkulin, sollte er sich verkalkulieren. Koch glaubte 1890, mit dem Tuberkulin ein Heilmittel gegen die Tuberkulose gefunden zu haben. Die Welt nahm eine voreilige Ankündigung Kochs mit solchem Interesse auf, dass der bis dato erfolgreiche Wissenschaftler in Zugzwang geriet. Das Tuberkulin, das bald darauf auf den Markt gebracht wurde, fand reißenden Absatz, und Koch wurden zahlreiche Ehrungen zuteil. Doch die Ernüchterung folgte bald. Das Tuberkulin zeigte verhängnisvolle Nebenwirkungen. Es kam zu Todesfällen. Schließlich stellte sich heraus, dass ausgerechnet der sonst so gewissenhafte Koch bei der Erprobung des Mittels im Tierversuch geschlampt hatte. Er hatte versäumt, die Meerschweinchen, an denen das Tuberkulin erprobt worden war, zu sezieren. Doch trotz des Wirbels um das Tuberkulin reichte Kochs Ruf inzwischen aus, um ihn am 8. Juli 1891 zum Direktor des neugegründeten Instituts für Infektionskrankheiten zu ernennen, einem deutschen Pendant zu dem unlängst eröffneten Institut Pasteur in Paris.

Auch im privaten Bereich kriselte es. Im Jahre 1893 ließ sich der 50-jährige Koch nach 16 Jahren Ehe von seiner Frau Emmi scheiden und heiratete die 21jährige Hedwig Freiberg. Sie hatte er bereits 1889 kennengelernt.

Die letzten Jahre

Seit 1896 begann Koch, sich der Tropenmedizin zu widmen. Diese Wendung ist wohl eindeutig vor dem zeitgeschichtlichen Hintergrund europäischer Kolonialisierungsbestrebungen zu verstehen. Im Jahre 1905 erhielt Koch für seine Arbeiten zur Erforschung der Tuberkulose den Nobelpreis für Medizin. Bis 1907 – Koch war zu diesem Zeitpunkt pro forma bereits im Ruhestand – folgten Reisen nach Italien, Indien, Afrika und in die Südsee. Koch war dabei unter anderem auf der Spur der Schlafkrankheit. Gleichzeitig wurde in Deutschland die Suche nach Maßnahmen zur Typhusbekämpfung vorangetrieben. Im Jahre 1908 kehrte der inzwischen 65-Jährige von seiner letzten großen Auslandsreise zurück. Danach plagten ihn gesundheitliche Probleme, die ihn jedoch nicht von der Arbeit im Labor abhielten. Noch immer galt seine Forschung dem Tuberkulin, an dessen Durchbruch er weiterhin glaubte. Sein Herz war angegriffen. Im April erlitt er einen Schwächeanfall. Im Sanatorium von Baden-Baden starb Robert Koch am 27. Mai 1910. Die Urne mit seiner Asche wurde in einem Mausoleum an »seinem« Institut für Infektionskrankheiten beigesetzt.

Quellen:

J. G. Schwalbe (Hrsg.), Gesammelte Werke von Robert Koch, Leipzig 1912.

Weiterführende Literatur:

Barbara Elkeles, Robert Koch (1843–1910), in: Hrsg. von Dietrich von Engelhardt und Fritz Hartmann, Klassiker der Medizin. Bd. 2. Von Philippe Pinel bis Viktor v. Weizsäcker, München 1991, S. 247–271.
Wolfgang Genschorek, Robert Koch – Leben, Zeit, Werk, Leipzig 71987.
Thomas D. Brock, Robert Koch. A life in medicine and bacteriology, Madison, Wisc. 1988.

Emil von Behring
(1854–1917)

»Retter der Kinder und Soldaten«

Rund 50.000 Opfer forderte die Diphterie bis zum Ende des 19. Jahrhunderts allein im Deutschen Kaiserreich. Jedes zweite Kind zwischen dem ersten und neunten Lebensjahr wurde von der akuten Infektionskrankheit hingerafft. Seit dem Aufbruch in das mikrobiologische Zeitalter, vor allem durch die Entdeckungen Louis Pasteurs († 1895) 1856, suchten Mediziner vielerorts in Europa nach Wegen, die gefürchteten Erreger zu bekämpfen oder im Sinne Edward Jenners († 1823) Schutzimpfungen zu entwickeln. Ein Pionier auf diesem Gebiet war Emil von Behring.

Ein junger Militärarzt

Emil von Behring wurde am 11. März 1854 im westpreussischen Hansdorf als erster Sohn aus der zweiten Ehe des Lehrers August Georg Behring und seiner Ehefrau, der Lehrertochter Augustine Zech, geboren. Er war das fünfte von insgesamt zwölf Kindern der Familie. Den ersten Unterricht übernahm der Vater. Später besuchte der junge Emil die Stadtschule in Deutsch-Eylau, ab 1866 das Gymnasium im ostpreußischen Hohenstein. Dort legte er 1874 die Reifeprüfung ab. Erst drei Jahre war es her, dass nach dem Deutsch-Französischen Krieg als drittem der sogenannten Einigungskriege 1871 das zweite Deutsche Kaiserreich unter preußischer Führung aus der Taufe gehoben worden war. Es war eine Zeit wachsender Spannungen zwischen den europäischen Großmächten. Eine Zeit des Militärs und der Kriege. Und so trat auch Emil Behring nach Abschluss des Gymnasiums für 10 Jahre in den Dienst des Militärs. Am 1. Oktober 1874 nahm er so sein Studium der Medizin am Medizinal-Chirurgischen Friedrich-Wilhelms-Institut (Pépinière) in Berlin mit der Verpflichtung auf, nach erfolgtem Abschluss als Militärarzt zu dienen. Dort promovierte er vier Jahre später mit einem augenheilkundlichen Thema, bestand kurz darauf sein medizinisches Staatsexamen und auch das Rigorosum. Seine erste Stelle trat er bald darauf als Unterarzt an der Königlichen Charité an, von wo aus er jedoch bereits im Oktober 1878 nach Wohlau versetzt wurde. Am 7. Juni 1880 wurde ihm die ärztliche Approbation verliehen. Damit folgte zugleich ein neues Ziel auf dem beruflichen Werdegang. Sein neuer Dienstort hieß nun Posen. Unter dem Eindruck einer Diphterieepidemie in Schlesien entschloss sich der 26jährige Behring, seine künftigen Forschungen der Bekämpfung von Infektionskrankheiten zu widmen. Als er 1887 schließlich im Rang eines Stabsarztes an das pharmakologische Institut der Universität Bonn gelangte, wurde er dort in den noch jungen medizinischen Zweig der Bakteriologie eingeführt. Im Jahre 1882 hatte Robert Koch den Erreger der Tuberkulose entdeckt, Friedrich Loeffler († 1915) den der Diphterie. In der Folgezeit wurden immer weitere Infektionserreger nachgewiesen, so der des Wundstarrkrampfes und des Typhus. Ziel der Ärzte war es nun, diesen Geißeln zu begegnen.

Die Suche nach dem Serum

Bereits bekannt war die theoretische Möglichkeit einer Immunisierung mit attenuierten Erregern in der von Louis Pasteur praktizierten Weise. Diese bildete den Grundstock für Forschungen zur Gewinnung eines natürlichen, im Körper zur Bakterienabwehr erzeugten Antitoxins, der Ausgangspunkt der späteren Blutserumtherapie. Im Jahre 1889 fand sich Behring an die renommierteste Stelle zur bakteriologischen Forschung, Kochs Hygiene-Institut in Berlin, abkommandiert. Dort entwickelte er 1890 zusammen mit seinem früheren Kommilitonen und Freund Erich A.E. Wernicke († 1828) die ersten wirksamen Heilseren gegen die Diphterie sowie – in

Zusammenarbeit mit Kochs japanischem Assistenten Shibasaburo Kitasato († 1931) – gegen den Wundstarrkrampf. Bis die
Seren an Menschen getestet werden konnten, sollten drei weitere Jahre vergehen. Erst die Erkenntnisse Paul Ehrlichs über
die entsprechenden Anreicherungsmethoden, Mess- und Prüf-
verfahren machten diese 1893 möglich. Ein Jahr später war
der Durchbruch erreicht und das Verfahren nach gesicherten
Therapieerfolgen anerkannt. Zur gleichen Zeit erhielt Behring
einen Lehrauftrag als außerordentlicher Professor an der Universität Halle, der er jedoch rasch den Rücken kehrte. Im Jahre
1895 wurde er als Ordinarius für Hygiene nach Halle berufen,
wo er einige Zeit später ein privates Forschungsinstitut gründete, der Grundstein für die 1904 ins Leben gerufenen Beh-
ring-Werke.

Seiner Entdeckung folgten bedeutende Ehren. Am 15. Januar 1895 verlieh ihm der Präsident der Republik Frankreich
das Offizierskreuz der Ehrenlegion. Weitere Auszeichnungen
folgten. So wurde der Sohn aus kinderreichem Haus eines ein-
fachen Schulmeisters am 18. Januar 1901 in den preußischen
Adelsstand erhoben. Gekrönt wurden seine Arbeiten zur Serumtherapie und ihrer Anwendung gegen die Diphterie wenige Monate später mit der Verleihung des ersten Nobelpreises
für Medizin am 30.Oktober 1901.

Es war das Preisgeld aus Schweden, das in bedeutendem
Maße zur Gründung der Firma Behring-Werk OHG beitrug,
die die Herstellung der Impfstoffe übernehmen sollten. Bei all
diesen beruflichen Aktivitäten war Behring bis zu seinem 42.
Lebensjahr Junggeselle geblieben. Im Jahre 1896 heiratete er
die erst 20jährige Else Spinola († 1936), die Tochter des Verwal-
tungsdirektors der Berliner Charité. Sechs Söhne gingen aus
dieser Ehe hervor. Am 31. März 1917 starb Behring – hochge-
achtet durch die wissenschaftliche Welt – in Marburg. Es waren seine Leistungen, die seine Frau und Söhne nach der Macht-
übernahme der Nationalsozialisten vor dem Schlimmsten
bewahren sollten, denn Behrings Frau war jüdischer Herkunft.
Im Jahre 1934 erklärte Hitler Behrings Söhne zu »Edelariern«.
Doch das Andenken Behrings war schlimmsten Verunglimp-
fungen ausgesetzt.

Emil von Behring, Die Blutserumtherapie, 2 Bde., Leipzig 1892.
Emil von Behring, Die Geschichte der Diphterie, Leipzig 1893 [Neudruck: 1972]
Emil von Behring, Einführung in die Lehre von der Bekämpfung der Infektionskrankheiten, Berlin 1912.
Emil von Behring, Gesammelte Abhandlungen, Bonn 1915.

Weiterführende Literatur:

Derek S. Linton, Emil von Behring, Philadelphia 2005.
Karl-Heinz Leven, Die Geschichte der Infektionskrankheiten. Von der Antike bis ins 20.Jahrhundert (= Fortschritte in der Präventiv- und Arbeitsmedizin 6), Landberg/Lech 1997.

PAUL EHRLICH
(1854–1915)

Immunologie, Syphilis und Salvarsan

Inmitten turmhoher Bücherstapel, die einen großen Teil des Raumes einnehmen, sitzt ein bärtiger Mann mit Brille und studiert konzentriert ein medizinisches Werk. Das berühmte Foto aus dem Jahre 1913 hat den Arbeitsberg, den der Nobelpreisträger Paul Ehrlich im Laufe seines Lebens bewältigt hat, auf ewig für die Nachwelt konserviert. Die Früchte dieses unermüdlichen Wirkens brachten kaum zu überschätzende Fortschritte im Kampf gegen die Erreger tödlicher Infektionskrankheiten.

Werdegang eines Nobelpreisträgers

Paul Ehrlich kam am 14. März 1854 im schlesischen Strehlen als Sohn des Likörfabrikanten Ismar Ehrlich (gest. 1898) und dessen Frau Rosa, geborene Weigert (gest. 1909), zur Welt. Er besuchte zunächst die Volksschule in Strehlen, später das Magdalenengymnasium in Breslau. Im Jahre 1872 immatrikulierte er sich zum Studium der Medizin in Breslau, das er in Straßburg und Freiburg fortsetzen sollte. Er promovierte 1875 in Leipzig mit einer Arbeit unter dem Titel »Beiträge zur

Theorie und Praxis der histologischen Färbung«. Überhaupt sollten ihn histologische Färbungen, das Experimentieren mit verschiedenen zur Färbung geeignet erscheinenden Stoffen und die stete Verbesserung der Färbeergebnisse während seiner gesamten wissenschaftlichen Laufbahn verfolgen. Schon während seiner Studienzeit kursierte deshalb über den schier unermüdlichen Forscher das geflügelte Wort. »Ehrlich färbt am längsten«. Zwei Jahre nach der Promotion erfolgte 1877 das Staatsexamen.

Während seines Studiums wirkte Ehrlich anfangs im Physiologischen Institut zu Breslau als Mitarbeiter Rudolf Heidenhains, danach im pathologisch-anatomischen Institut bei Julius Cohnheim (gest. 1884), der nur einige Jahre später Robert Koch mit seinen Erkenntnissen über den Milzbrand begeistert empfangen sollte. Ab dem Jahr 1878 arbeitete Ehrlich als externer Assistent des Internisten Theodor von Frerichs († 1885) an der II. Medizinischen Klinik der Berliner Charité. Schon 1882 gelang ihm der Nachweis, dass die von Robert Koch entdeckten Tuberkelbazillen säurefest waren. In seine Zeit bei von Frerichs fällt auch Ehrlichs Heirat mit Hedwig Pinkus, der Tochter eines Fabrikaten für Leinen- und Damastwebstoffe, die Ehrlich im Hause seiner Berliner Verwandten kennengelernt hatte. Am 14. August 1883 wurde das junge Paar in der neuen Synagoge in Neustadt getraut. Im Jahre 1884 erfolgte Ehrlichs Ernennung zum Titularprofessor, bevor er sich einige Monate später mit einer Arbeit über *Das Sauerstoffbedürfnis des Organismus* habilitierte. Nach Frerichs Tod sah sich Ehrlich nach einem neuen Tätigkeitsort um, an dem er seinen Forschungen in der bisher gewohnten Weise nachgehen konnte. Sein Schwiegervater Joseph Pinkus ermöglichte ihm durch finanzielle Unterstützung die Einrichtung eines privaten Laboratoriums. Bevor er in diesem jedoch zu wirken beginnen konnte, zwang ihn eine gefährliche Erkrankung zur Pause. Wie so viele andere in dieser Zeit hatte sich Paul Ehrlich im Labor mit der Tuberkulose infiziert. Und so musste er zur Genesung 1888/89 einige Monate in Ägypten verbringen. Von dort zurückgekehrt, machte sich der eifrige Forscher alsbald wieder an die Arbeit und führte in seinem neuen Labor die ersten immunologischen Untersuchungen durch.

Der zu dieser Zeit bereits berühmte Robert Koch gewann Ehrlich im Jahre 1890 für die klinische Beobachtungsstation im Berliner Krankenhaus Moabit. Dort wurden Behandlungen mit dem von Koch entwickelten »Tuberkulin« durchgeführt, das bald seine unerwünschten Wirkungen zeigen sollte. Dies sollte Ehrlich am eigenen Leib erfahren. Nachdem ihn Koch mit Tuberkulin behandelt hatte, erlebte er einen Rückfall. Im folgenden Jahr stellte Koch den 37-jährigen Paul Ehrlich als Mitarbeiter seines unlängst ins Leben gerufenen Instituts für Infektionskrankheiten ein. Ehrlich wirkte als außerordentlicher Professor der Berliner Universität. Gemeinsam mit Emil Behring, der für seine Arbeiten zur Serumtherapie und ihrer Anwendung gegen die Diphterie am 30. Oktober 1901 den ersten Nobelpreis für Medizin entgegennehmen sollte, arbeitete Ehrlich ab dem Februar 1895 an der Herstellung des Diphterieserums und Standardisierungen für Impfseren. Eine neue Aufgabe wartete auf Ehrlich, als 1896 ein eigenes Institut für Serumprüfung und Impfstoffforschung (dessen Nachfolgeinstitution heute Ehrlichs Namen trägt) in Berlin-Steglitz eingerichtet und drei Jahre später unter dem Namen *Institut für Experimentelle Therapie* nach Frankfurt am Main verlegt wurde.

Hier, wo Seren staatlich kontrolliert hergestellt werden sollten, kann er sich ganz seiner herausragenden Fähigkeit widmen, »die chemische Synthese in direktester Weise in den Dienst der Medizin zu stellen« (nach: Werner Köhler, Ehrlich, Paul, in: Enzyklopädie der Medizingeschichte, Hrsg. von Werber E. Gerabek u.a., Berlin/New York 2005, S. 357). Bei der Einweihungsrede nennt er dann auch das erste Mal jenen Begriff, der seine weiteren Arbeiten prägen sollte: *Chemotherapie.* Das Georg-Speyer-Haus, das dem Institut einige Jahre später angeschlossen wurde, diente als Stätte chemotherapeutischer Forschung. Es war in Frankfurt, wo Ehrlich jene Entdeckung gelang, die ihm gemeinsam mit dem russischen Zoologen Iliya Illich Metschnikoff († 1916) im Jahre 1908 den Nobelpreis für Medizin eintragen sollte. Gemäß der von Ehrlich entwickelten Seitenketten-Theorie verbinden sich an den Zellen befindliche Seitenketten (Rezeptoren) mit Toxinmolekülen. Während die eine Gruppe des Toxins für die Verbindung zuständig ist, übt die zweite ihre schädigende Wirkung aus. Auf dieser Grundlage suchte Ehrlich nach einem Mittel zur Bekämpfung des Syphilis-Erregers *Spirochaeta pallida*. Nach einer langen Reihe von Versuchen entwickelte Ehrlich im Jahre 1909 schließlich die Substanz »606«, die unter dem Namen »Salvarsan« vertrieben wurde. Das »Salvarsan« war ein großer Schritt im Kampf gegen die Syphilis – auch wenn sich ein jahrelanger Streit um die Nebenwirkungen des Mittels ergeben sollte, das 1914 Gegenstand einer Debatte im Reichstag werden sollte. Zugleich hatte Ehrlich einen Markstein auf dem Weg der Chemotherapie gesetzt.

Aufgrund seiner Verdienste wurde er 1911 zum »Wirklichen Geheimen Rath« ernannt. Die Berufung auf eine ordentliche Professur an die Universität Frankfurt folgte 1914. Am 20. August 1915 starb Paul Ehrlich in Bad Homburg. Während der nationalsozialistischen Herrschaft wurde die Erinnerung an die Leistungen des jüdischen Nobelpreisträgers verdrängt. Straßen, die seinen Namen trugen, wurden umbenannt. Ehrlichs Frau Hedwig und ihre Tochter waren zur Emigration aus Deutschland gezwungen.

Quellen:

Paul Ehrlich, Die Wertbemessung des Diphterieheilserums und dessen theoretische Grundlagen, Jena 1897.

Weiterführende Literatur:

Ernst Bäumler, Paul Ehrlich. Forscher für das Leben, Frankfurt am Main [3]1997.
Karl-Heinz Leven, Die Geschichte der Infektionskrankheiten. Von der Antike bis ins 20.Jahrhundert (= Fortschritte in der Präventiv- und Arbeitsmedizin 6), Landberg/Lech 1997.

SIGMUND FREUD
(1856–1939)

Die Welt der Träume

Zu kaum einer Persönlichkeit des 20. Jahrhunderts sind wohl so viele Biografien unterschiedlicher Prägung und Ausrichtung verfasst worden, wie zu Sigmund Freud. Anlässlich seines 150. Geburtstages im Jahre 2006 ist unlängst eine weitere Flut von Publikationen zu seiner Person hinzugekommen.

Sie spiegeln den Facettenreichtum in der Gestalt Freuds wider, auf deren wichtigste Stationen des ärztlichen Werdegangs wir uns hier konzentrieren.

Stationen eines bewegten Lebens

Der Nervenarzt und Begründer der Psychoanalyse wurde am 6. Mai des Jahres 1856 im mährischen Freiberg, dem heutigen Pribor, geboren. Im Jahre 1873 begann er sein Medizinstudium in Wien, wo er 1881 den Doktorgrad erwarb. Zu dieser Zeit war er bei dem Physiologen Ernst Wilhelm Ritter von Brücke († 1892) am Physiologischen Institut tätig. Seit 1882 wirkte er am Wiener Allgemeinen Krankenhaus vor allem in der Psychatrischen und der Inneren Abteilung. In diese Zeit fallen auch seine Selbstversuche über die Wirkung des Rauschmittels Kokain. Noch vor dem 30. Lebensjahr waren die Weichen für Freuds weiteren wissenschaftlichen Werdegang gestellt. Im Jahre 1885 wurde ihm die Privatdozentur an der Wiener Universität verliehen, der 1902 die Ernennung zum Professor folgte.

Auf einer Studienreise nach Frankreich hatte Freud den Pariser Neurologen Jean Martin Charcot († 1893), der auf dem Gebiet der Hysterie forschte, kennengelernt. Seiner Auffassung gemäß waren es Traumata, die diese psychischen Leiden verursachten. Eine Theorie, die Freud beeindruckt aufnahm. Eine weitere Station auf seiner Reise durch Frankreich war der Internist und Psychotherapeut Hippolyte Marie Bernheim († 1919), der sich intensiv mit Hypnose und hypnotischer Suggestion beschäftigte. Seine Reise wirkte dergestalt nach, dass Freud Werke Charcots und Bernheims ins Deutsche übersetzte und mit seinen eigenen Kommentaren versah. Daneben publizierte er selber Schriften zu neuronatalen, neurophysiologischen, klinisch-neurologischen und psychologischen Themenfeldern.

Im Jahre 1886 ließ er sich als Nervenarzt in Wien nieder, wo er seit 1891 in seinem neuen Domizil, der Berggasse 19, die heute das Freud-Museum beherbergt, praktizierte Aus seiner Ehe mit Martha Bernays gingen sechs Kinder hervor. Die folgenden Jahre waren bestimmt von einer fruchtbaren schriftstellerischen Tätigkeit. Im Jahre 1895 erschienen seine mit Breuer verfassten *Studien über Hysterie*, die eine Grundschrift

SIGMUND FREUD

der späteren Psychoanalyse darstellt und bereits viele der hinterher einschlägigen Begriffe verwendet. Bereits seit 1883 führte Freud sein privates »Traumbuch«. Den entscheidenden Anstoß zur weiteren Vertiefung in dieser Materie lieferte Freud ein Aufenthalt im Schloss Bellevue nahe Wien am 24. Juli 1895. Der dort erlebte »Traum von Irmas Injektion« gab den Anstoß zu einer Selbstanalyse und der verstärkten Beschäftigung mit Träumen. Resultat dieser Arbeit war schließlich Freuds im Jahre 1900 vorgelegtes Hauptwerk *Die Traumdeutung*. Das erste Jahrzehnt des 20. Jahrhunderts stand für Freud ganz im Zeichen der weiteren Beschäftigung mit der Psychoanalyse. Im Jahre 1902 rief er in seiner Wohnung zunächst die »Psychologische Mittwoch-Gesellschaft« ins Leben, aus der später die »Wiener Psychoanalytische Vereinigung« hervorgehen sollte. Auch im Ausland fanden Freuds Arbeiten rasch Aufmerksamkeit. Im Jahre 1909 konnte er an der Clark University in Worcester die Ehrendoktorwürde entgegennehmen. Schließlich folgte 1910 die Gründung der »Internationalen Psychoanalytischen Vereinigung«. In den kommenden Jahren sollten sich die einzelnen »Schulen« differenzieren und voneinander absetzten. Aber Freud hatte bei allen Kontroversen den Grundstein für die Psychoanalyse gelegt.

Im Alter von 67 Jahren, 1923, wurde bei Sigmund Freud ein Oberkieferkarzinom diagnostiziert. Unzählige Operationen folgten in den kommenden Jahren und zwangen den Schwerkranken am Ende zu einer Kieferprothese. Zu der Krankheit stellten sich weitere Sorgen ein. Aufgrund seiner jüdischen Herkunft sah sich Freud 1938 gezwungen, vor dem Terror der nationalsozialistischen Herrschaft nach England zu emigrieren. 83jährig starb der Begründer der Psychoanalyse am 23. September 1939 in London.

Quellen:

The standard edition of the complete psychological works of Sigmund Freud, 24 Bde., London 1953–1974.
Sigmund Freud, Gesammelte Werke, 18 Bde, 4.–8. Auflage, Frankfurt am Main 1976–1983. Nachtragsband 1987.

Weiterführende Literatur:

Georg Markus, Sigmund Freud. Die Biographie, München 2006.

Barbara Sternthal, Sigmund Freud. Leben und Werk, 1856–1939, Wien 2006.

Annette Meyhöfer, Eine Wissenschaft des Träumens. Sigmund Freud und seine Zeit, München 2006.

Micha Brumlik, Sigmund Freud. Der Denker des 20. Jahrhunderts, Weinheim 2006.

ALBERT SCHWEITZER
(1875–1965)

Ein Friedensnobelpreisträger im afrikanischen Dschungel

»Er sieht aus wie ein naher Verwandter des lieben Gottes«, schrieb Claus Jakobi am 21. Dezember 1960 über ihn im Spiegel. Nahe stand der so beschriebene, nunmehr 85jähriger Albert Schweitzer dem »lieben Gott« auf seine Weise ganz gewiss. Christliche Grundsätze prägten sein Leben und Wirken. »Ehrfurcht vor dem Leben« hieß das von ihm geschaffene Leitmotiv, das sein ärztliches Handeln und weltweites politisches Engagement für den Frieden zeitlebens bestimmen sollte. Keine Entdeckung für den wissenschaftlichen Fortschritt der Medizin lässt sich mit dem Namen Schweitzers verbinden, wohl aber eine richtungsweisende Menschlichkeit.

Stationen eines bewegten Lebens

Der Friedensnobelpreis, den er am 4. November 1954 in Oslo entgegennahm, zeigt in besonderer Deutlichkeit, dass das Gesicht des Dschungeldoktors von Lambarene nur eines von zahllosen Gesichtern des in so vielen Bereichen außergewöhnlich wirkenden Albert Schweitzers war. Er war Theologe und zugleich Philosoph. Als Musikwissenschaftler machte er sich ebenso einen Namen wie als Organist. Er war ein engagierter Pazifist und schließlich auch noch Mediziner in einer besonderen Mission. Und für jeden Bereich ergibt sich eigentlich eine gesonderte Biografie, die den Stoff für mehrere Werke über das bewegte Leben des Albert Schweitzer böte.

Albert Schweitzer wurde am 14. Januar 1875 im oberelsässischen Kaysersberg geboren, das nach der Niederlage der Franzosen im deutsch-französischen Krieg 1870/71 zu dieser Zeit wieder einmal zum Deutschen Reich gehörte. Er war das zweite Kind des Pfarrers Ludwig Schweitzer († 1925) und dessen Frau Adele, geborene Schillinger († 1916). Wenige Wochen nach seiner Geburt siedelte die Famiie ins nahegelegene Günsbach im Münstertal um, wo der Junge nach seinen autobiografischen Ausführungen mit seinen drei Schwestern und seinem Bruder eine glückliche Kindheit verlebte. Zwischen 1880 und 1884 besuchte er die Dorfschule in Günsbach, dann die Realschule im elsässischen Münster und schließlich das Gymnasium in Mulhouse, wo er 1893 die Abiturprüfung ablegte. Schon seit seiner frühen Jugend gehörte seine Liebe der Musik. Daneben war die religiöse Prägung durch das Elternhaus grundlegend für die erste Phase des umfangreichen Werdegangs.

Im Oktober 1893 nahm Albert Schweitzer zunächst ein Studium der Theologie und Philosophie in Straßburg auf. Daneben wurde er bei Charles Marie Widor in Paris im Orgelspiel unterrichtet, Einige Jahre später, nach eigener Aussage 1896, fasste der Student für sich selbst den Entschluss, nach seinem 30. Lebensjahr einen Beruf im Dienste der Menschen aufzunehmen. Zwei Jahre später folgte das erste theologische Examen. Zum Wintersemester 1898/1899 setzte Schweitzer sein Studium mit den Fächern Philosophie und Medizin in Paris fort und legte eine Dissertation zum Dr. phil. mit einer Arbeit über Kant vor. Im Jahre 1900 folgte die zweite theologische Prüfung und bereits eine Woche später, am 21. Juli die Promotion in Theologie. Im Jahre 1902 erfolgte bereits die Habilitation an der evangelisch-theologischen Fakultät der Universität Straßburg mit einer Schrift über das *Messianitäts- und Leidensgeheimnis.*

Im Herbst 1904 werden die Weichen für eine künftige Tätigkeit im Dschungel Afrikas gestellt. Zufällig liest der nunmehr fast 30-jährige Schweitzer einen Aufruf über den Mangel an personellen Kräften bei der Kongomission und beschließt, auf dem Schwarzen Kontinent zu wirken. Doch bis dahin liegt noch ein ereignisreicher Weg vor ihm. Am 13. Oktober 1905 übersandte er seine Kandidatur für die Afrikamission an die Missionsgesellschaft. Aufgrund von Schweitzers liberaler theologischer Haltung reagieren die dortigen Verantwortlichen jedoch zunächst distanziert. So wandelt sich der Theologe Schweitzer, der mit medizinischem Grundwissen als »Missionar« in den Dschungel reisen wollte, zum Arzt in spe mit solidem theologischem Rüstzeug. Er gedenke als Arzt und nicht als Missionar nach Afrika zu gehen, lässt er nun Alfred Boegner, den Leiter der Pariser Missionsgesellschaft, wissen.

Schweitzer nahm nun sein Medizinstudium auf, absolvierte am 2. Dezember 1910 sein medizinisches Staatsexamen, dem nach einem ärztlichen Praktikum am 2. Februar 1912 die Approbation folgte. Noch im gleichen Jahr schloss er die Ehe mit der Berlinerin Helene Breßlau († 1957), der Tochter des Historikers Harry Breßlau, die ihm in Afrika später zur Seite stehen sollte. Am 14. Januar 1919 wird dann die gemeinsame Tochter Rhena geboren. Mit einer Arbeit über *Die psychatrische Beurteilung Jesu* erwarb Schweitzer im März 1913 seinen akademischen Doktorgrad. Im Jahr zuvor war ihm wegen »anerkennenswerter wissenschaftlicher Leistungen« bereits der Professorentitel an der Universität Straßburg verliehen worden.

Lambarene

Am 14. April 1913 erklärt Schweitzer schriftlich seinen Verzicht auf die Venia legendi und scheidet aus dem Lehrkörper der Straßburger Universität aus, die eine Beurlaubung zum Zwecke des geplanten Afrika-Aufenthaltes abgelehnt hatte. Am 16. April des Jahres trifft Albert Schweitzer gemeinsam mit seiner Frau Helene zum ersten Mal im gabunesischen Lambarene ein, wo er bis 1917 bleibt und den Begriff der *Ehrfurcht vor dem Leben* für seine Arbeit prägt. Doch die Realität des Ersten Weltkrieges holen die Schweitzers auch auf dem Schwarzen Kontinent ein. Es erfolgt der Rücktransport nach Europa. Albert Schweitzer wird zunächst in Bordeaux, dann in den Lagern von Garaison in den Pyrenäen und St. Remis in der Provence interniert. Im Juli 1918 kehrt er in sein heimatliches Elsass zurück. Er wirkt als Arzt, predigt, hält Vorträge und gibt Orgelkonzerte, Aktivitäten, die die Zeit zwischen den Afrikaaufenthalten immer wieder füllen sollten. Im Jahre 1920 beschließt er nach Lambarene zurückzukehren. Viele weitere Aufenthalte folgen, um in dem unter seiner Obhut ständig wachsenden Dschungelhospital die Patienten zu versorgen.

Auch die Zeit des zweiten Weltkrieges verbringt Schweitzer in Afrika. Im Mai 1953 beginnt Albert Schweitzer damit, eine Siedlung für Leprakranke in der Nähe seines Spitals aufzubauen, die 1955 fertiggestellt ist. Hohe internationale Ehren werden Schweitzer zuteil, darunter der Friedensnobelpreis, der dem Pazifisten und Gegner von Kernwaffen rückwirkend für das Jahr 1952 zugesprochen wird. Unermüdlich wirkt er zum Wohle seiner Kranken in Lambarene, als Arzt, aber auch in der Öffentlichkeit, um Spenden zu sammeln. Im Jahre 1959 besucht der inzwischen 84-Jährige zum letzten Mal Deutschland und verlässt Europa für immer. Am 18. April 1963 begeht er sein goldenes Afrikajubiläum. Aus aller Welt kommen Gratulanten zu seinem 90. Geburtstag nach Lambarene, wo der unermüdliche Schweitzer noch immer vielfältig tätig ist. Als letztes seiner Werke schließt er die kritische Ausgabe von *J.S. Bachs Präludien und Fugen für Orgel* ab. Am 4. September stirbt Albert Schweitzer nach einem erfüllten Leben in Lambarene.

Quellen:

Albert Schweitzer, Gesammelte Werke in fünf Bänden. Hrsg. von Rudolf Grabs, Berlin ²1975.

Weiterführende Literatur:

Harald Steffahn, Albert Schweitzer, Reinbek bei Hamburg 172006.

SIR ALEXANDER FLEMING
(1881–1955)

Penizillin, die unbeachtete Sensation

Millionen von Menschen rettet seine Entdeckung seit dem Zweiten Weltkrieg das Leben. Dank des Penizillins haben heute zahlreiche, von bakteriellen Erregern ausgelöste Infektionskrankheiten an Schrecken verloren. Doch bevor sein Entdecker Alexander Fleming sich die Aufnahme eines Medizinstudiums leisten konnte, verdingte er sich als kaufmännischer Angestellter. Glücklicherweise verhalf ihm eine Erbschaft auf den Weg in eine wissenschaftliche Karriere.

Die frühen Jahre

Alexander Fleming erblickte am 6. August 1881 im schottischen Lochfield nahe Darvel als Sohn eines Farmers das Licht der Welt. Er besuchte die Schulen von Louden Moor und Darvel und danach die *Kilmarnock Academy*. Nach dem Tod des Vaters 1895 zog es den jungen Alexander, im Alter von erst 14 Jahren, in die Metropole London. Das viktorianische Zeitalter war vorüber, und Großbritannien erlebte gerade eine Zeit innenpolitischer Krisen. In London besuchte Alexander zwischen 1895 und 1897 zunächst das *Regent Street Polytechnic Institute* und verdiente seinen Lebensunterhalt als Angestellter in einem Büro. Eine Erbschaft ermöglichte ihm 1901, ein Medizinstudium an der *St. Mary's Hospital Medical School* der Londoner Universität aufzunehmen. Fünf Jahre später, im Jahre 1906, qualifizierte er sich mit Auszeichnung als Arzt. Schon bald zeigte sich die besondere Begabung des jungen Studenten, der 1908 in London seinen M.B. BS erwarb und für seinen Aufsatz über die Diagnose akuter bakterieller Infektionen mit der Goldmedaille ausgezeichnet wurde. Zum ersten Mal in seiner erfolgreichen Laufbahn hatte er einen Preis verliehen bekommen. Viele weitere sollten folgen. Im Jahre 1909 wurde Fleming *Fellow* am renommierten *Royal College of Surgeons*. Gleichzeitig wirkte er als Dozent in St. Mary's.

Der Weg in die Bakteriologie

Schon früh während seiner medizinischen Laufbahn begann sich Fleming für die Wirkung von Bakterien im Blut und für Impfstoffe zu interessieren. Wesentlich gefördert wurde er in seinem Interesse durch Sir Almroth Wright, einen Vorreiter der Impfstofftherapie. Seit 1906 wirkte Fleming bei ihm als Assistent für Bakteriologie in der Impfabteilung des St. Mary's Hospital, wo er unter anderem über die Syphilis forschte. Nach acht Jahren der Forschung erfolgte ein plötzlicher Einschnitt. Am 28. Juni 1914 wurden der österreichische Thronfolger Erzherzog Franz Ferdinand und seine Gemahlin in Sarajevo erschossen. Der Erste Weltkrieg begann. Alexander Fleming wurde Hauptmann im medizinischen Stab der britischen Armee, dem *Royal Army Medical Corps*. Trotz des Krieges gelang es ihm seine Tätigkeit auf dem Gebiet der Bakteriologie im Labor von Almoth Wright fortzuführen, das provisorisch im Casino des nordfranzösischen Boulogne eingerichtet worden war. Während seiner Stationierung in Frankreich fand er heraus, dass der gefürchtete Wundstarrkrampf (Tetanus) wie auch Wundbrand durch Mikroorganismen im Boden ausgelöst wurden. Dies inspirierte ihn zu Experimenten mit Antiseptika. Mitten im Krieg, 1915, heiratete der 34-jährige Alexander Fleming seine erste Frau Sarah Marion McElroy, die aus Irland stammte. Der aus dieser Ehe stammende Sohn schlug ebenfalls die medizinische Laufbahn ein und praktizierte als Allgemeinmediziner. Als der Krieg 1918 vorüber war, kehrte Fleming als Dozent für Bakteriologie nach *St. Mary´s* zurück, wo er später als Direktor der Abteilung für systematische Bakteriologie und stellvertretender Direktor der Impfabteilung wirkte. Zudem wurde ihm 1919 die Hunterian Professur am *Royal College of Surgeons* in London verliehen.

Unbeachtete Sensation und späte Ehren

Die 1920er Jahre sind gekennzeichnet durch Alexander Flemings große Entdeckungen. Im Jahre 1921 entdeckte er – zunächst im eigenen Nasenschleim – ein bedeutendes, antibakteriologisches Enzym, das er Lysozym nannte. Es kam auch in anderen Geweben und Sekreten vor, so in Tränen, Milch oder Hühnereiweiß. Doch gelang es Fleming nicht, Lysozym zu isolieren. Mit seinen Arbeiten zur Bakteriologie leistete Fleming unter anderem einen bedeutenden Beitrag zur Behandlung septischer Wunden, der Durchführung von Bluttransfusionen und der Bekämpfung der Influenza. Seine größte Entdeckung aber folgte im Jahre 1928. Bei seinen Untersuchungen zur Influenza konnte er beobachten, dass sich auf seiner Petri-Schale zur Anzucht einer Staphylokokken-Kultur zufällig Schimmelpilze angesiedelt hatten. Diese hatten einen bakterienfreien Kreis um sich herum geschaffen. Die Ursache dieser bakterienhemmenden Wirkung lag an dem Stoffwechselprodukt, welches der Schimmelpilz *Penicillium notatum* ausschied. Fleming nannte diesen Stoff »Penizillin«. Weitere Experimente zeigten, dass das Wachstum von Staphylokokken selbst dann zum Stillstand kam, wenn der Schimmelpilz 800fach verdünnt wurde. Im Jahre 1929 machte Fleming seine Entdeckung in einem wissenschaftlichen Beitrag publik. Dabei verwies er auch darauf, dass das Penizillin lediglich die Bakterien zerstöre, die roten Blutkörperchen aber nicht beeinträchtige. Doch die sensationelle Entdeckung fand keine größere Beachtung. Zehn Jahre lang blieb sie unbeachtet.

Erst als 1939 der Zweite Weltkrieg ausbrach, kamen das Penizillin und sein Entdecker Alexander Fleming zu den verdienten Ehren. Der Pathologe Howard Walter Florey (1898–1968) und der in Berlin geborene, im Jahre 1933 nach England emigrierte Biochemiker Ernst Boris Chain (1906–1979) waren im Auftrag der britischen Regierung mit einem Forschungsprojekt zur Testung antibiotischer Wirkstoffe beauftragt worden. Sie erkannten den enormen Nutzen des Penizillins, das sie bereits 1939 als stabiles Trockenpulver isolieren konnten. Penizillin wurde zu einer kriegsrelevanten Substanz. Alsbald begann man in England und den Vereinigten Staaten mit der industriellen Penizillin-Produktion. Während der Krieg in aller Welt tobte, rissen die Ehrungen für Fleming nicht ab. Man bedachte ihn mit zahlreichen Medaillen und Preisen. Mehr als dreißig Ehrendoktorwürden von Universitäten in den USA und Europa wurden ihm zuteil. Im Jahre 1943 wurde er zum *Fellow* der *Royal Society* gewählt, 1944 zum Ritter geschlagen. Schließlich folgte 1945 als Krönung der Nobelpreis für Physiologie und Medizin, den Fleming gemeinsam mit Howard Walter Florey und Ernst Boris Chain entgegennahm.

Bis 1948 wirkte Sir Alexander Fleming als Professor für Bakteriologie an der Universität London. Im folgenden Jahr starb nach 34 Jahren Ehe seine Frau Sarah Marion. Der Nobelpreisträger war inzwischen fast 70 Jahre alt, doch mochte er sich bis zu seinem Tod nicht aus der Wissenschaft zurückziehen. Zwischen 1951 und 1954 war er Rektor der schottischen Universität Edinburgh und zugleich Vorsitzender des Wright-Fleming-Instituts für Mikrobiologie. Daneben wirkte er lange Jahre als Präsident der *Society of General Microbiology*. Im Jahre 1953 heiratete Fleming seine griechische Kollegin Dr. Amalia Koutsouri-Voureka. Viel Zeit war ihm nicht mehr an der Seite seiner neuen Gemahlin beschieden. Am 11. März 1955 starb der Entdecker des Penizillins – vermutlich an einem Herzinfarkt – in London. Seine letzte Ruhestätte fand er in der St. Paul's Cathedral.

Quellen:

Alexander Fleming, On a remarkable bacteriolyte substance found in secretions and tissues, in: Proceedings of the Royal Society, Ser. B, 93 (1922), S. 306–317.
Alexander Fleming, Penicillin: Its practical application, London 1946.

Weiterführende Literatur:

Kevin Brown, Pencillin man. Alexander Fleming and the antibacterial revolution, Sutton2004.
Rachel C. Stapton, A bibliography of Sir Alexander Fleming, 1881–1955, London 1993
Gwyn McFarlayne, Alexander Fleming. The man and the myth, London 1984.
Fred Rihner, Alexander Fleming, Zürich 1981.